AF325797

Jean Lahor et Dr Lucien-Graux

L'Alimentation à bon marché

Saine et Rationnelle

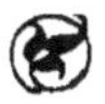

> *Je veux l'égalité dans l'habitation, comme elle existe dans le costume, et l'égalité dans l'alimentation, comme elle existera dans l'habitation.*

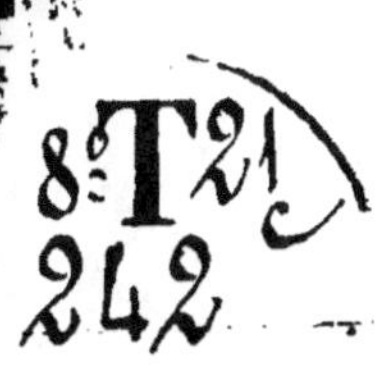

Paris, FÉLIX ALCAN, éditeur, 1908.

L'ALIMENTATION A BON MARCHÉ

SAINE ET RATIONNELLE

DES MÊMES AUTEURS

JEAN LAHOR

Les Habitations à bon marché et un art nouveau pour le peuple. 1 vol. in-16, Larousse, éditeur.

L'art nouveau. 1 vol. in-18, Lemerre, éditeur.

L'art pour le peuple à défaut de l'art par le peuple. 1 broch. in-18 (*épuisé*), Larousse, éditeur.

La Science et le Mariage. Couronné par l'Académie de médecine (publié sous le nom du Dr CAZALIS) (*épuisé*), Doin, éditeur.

Le bréviaire d'un Panthéiste et le pessimisme héroïque. 1 vol. in-18, Fischbacher, éditeur.

Dr LUCIEN-GRAUX

Application de la cryoscopie à l'étude des eaux minérales. (Ouvrage récompensé par l'Académie des sciences, l'Académie de médecine et la Faculté de médecine). 1 vol. in-8, Rousset, éditeur.

La Tuberculose et l'habitation urbaine. Rousset, éditeur.

L'Hygiène des Métropolitains souterrains. Rapport au Congrès d'assainissement et de salubrité de l'habitation. Rousset, éditeur.

Le Sweating-system et la loi sur la protection de la santé publique. Bibliothèque de la *Gazette médicale de Paris*.

L'Hygiène des villes d'eaux : Modifications à apporter aux articles 7, 11, 19 et 20 de la loi du 15 février 1902. Rapport à la Commission des Stations hydrominérales du Ministère de l'Intérieur.

L'ALIMENTATION

A BON MARCHÉ

SAINE ET RATIONNELLE

PAR

JEAN LAHOR et le Dᵣ **LUCIEN-GRAUX**

Je veux l'égalité dans l'habitation, comme elle existe dans le costume, et l'égalité dans l'alimentation, comme elle existera dans l'habitation.

PARIS

FÉLIX ALCAN, ÉDITEUR

ANCIENNE LIBRAIRIE GERMER BAILLIÈRE ET Cⁱᵉ

108, BOULEVARD SAINT-GERMAIN, 108

—

1908

À M. LÉOPOLD MABILLEAU,

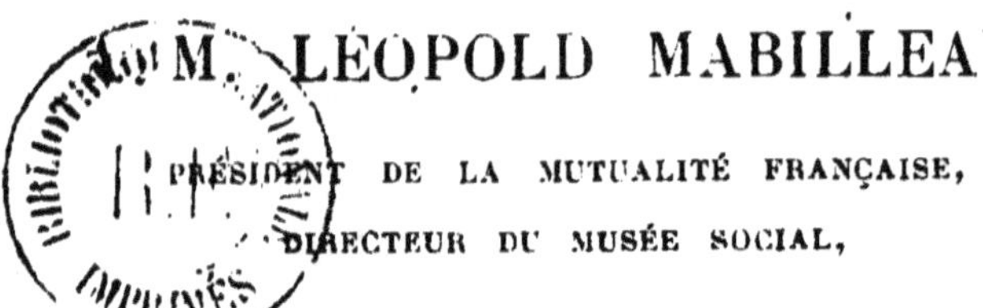

PRÉSIDENT DE LA MUTUALITÉ FRANÇAISE,

DIRECTEUR DU MUSÉE SOCIAL,

Pour son dévouement à la cause de la Mutualité, pour l'inlassable ardeur et la généreuse éloquence qu'il lui consacre,

en témoignage de notre sympathie,
ce livre est dédié.

JEAN LAHOR, Dr LUCIEN-GRAUX.

INTRODUCTION

Ce livre, je le voulais écrire et je l'annonçais depuis longtemps. Il m'était réclamé du jour où j'ai publié celui qu'il continue, des *Habitations à bon marché*

Peut-être semblera-t-il avoir été précédé de quelques autres récemment parus sur l'alimentation saine et rationnelle ? Mais il en est très différent, son objet véritable étant l'*alimentation à bon marché surtout*.

C'est en effet à cette condition dernière que la nourriture deviendra *pour tous* saine et rationnelle, comme on la veut justement aujourd'hui. Cette question, qui intéresse la vie du plus grand nombre, intéresse par suite celle de la patrie et de la race, dont en tout et toujours il se faut préoccuper d'abord. Ainsi elle n'est pas seulement une question de sympathie, de large pitié humaines, ce qui nous importerait déjà, elle est une question aussi d'intérêt général supérieur, puisque les énergies de la race et de la patrie sont en cause.

La nourriture pour tous, saine, rationnelle, c'est une égalité à laquelle il convient d'aspirer encore, et que nous voudrions conquérir ici, comme l'épigraphe de ce livre l'indique en sa formule brève. L'alimentation idéale ne peut être en vérité autre pour celui-ci et pour celui-là, étant l'alimentation absolument saine et rationnelle. Or, ses conditions reconnues, il ne reste plus qu'à l'obtenir à bon marché, afin qu'elle soit accessible à tous.

Une démocratie véritable ne peut guère se désintéresser de la question, et l'on s'étonne que la nôtre, lui préférant les luttes stériles de la politique ou ses bénéfices, ait autant tardé à s'occuper d'elle. Je ne crois certes pas apporter l'entière solution du problème, mais je l'ai voulu poser, et inviter ceux que toute misère émeut, comme toute déchéance, toute faiblesse, toute laideur, et qui voudraient plus de santé, plus d'énergies, plus de beauté, plus de joie. dans la race ou les races, à l'étudier avec moi, à joindre leurs solutions aux miennes, à tenter enfin de plus ou moins le résoudre. C'est que la vie ou la mort, la victoire ou la défaite des individus et des races est en réalité au fond de ce problème, et et l'on ne s'étonnera pas qu'il passionne, sa solution étant de celles d'où dépend l'avenir.

J'ai tenu, en tête de ce livre, à associer à mon nom celui de mon jeune confrère le Dr Lucien-Graux, en remerciement de l'aide et de la documentation qu'il a bien voulu m'apporter.

J'ai à remercier aussi M. l'ingénieur Alquier, dont la science de l'alimentation et les conseils m'ont été très précieux, enfin Madame Moll-Weiss, dont j'ai eu l'honneur de consulter souvent la grande expérience en cette question surtout, qu'elle connaît si bien, de l'Enseignement ménager.

JEAN LAHOR (Dr Cazalis).

Mai 1907

L'ALIMENTATION A BON MARCHÉ

SAINE ET RATIONNELLE

CHAPITRE PREMIER

L'HABITATION ET L'ALIMENTATION A BON MARCHÉ

La question de l'habitation à bon marché est aujourd'hui résolue, de l'habitation saine et propre comme la veut tout le monde, confortable comme l'a demandée M. Cheysson, charmante, éclairée par l'art, comme je la veux. *L'égalité dans l'habitation, telle qu'elle existe dans le costume*, cette égalité sera, espérons le, bientôt conquise.

La question de l'habillement à bon marché a elle-même fait de grands progrès.

Celle de l'alimentation à bon marché, si elle n'est pas résolue encore, est près de l'être, doit l'être : il est temps de s'en occuper aussi, et d'obtenir quelque peu *l'égalité dans l'alimentation, comme elle existera dans l'habitation, comme elle existe dans le costume.* Non, sans doute, la part pour tous pendant longtemps ne sera pas égale, et il serait injuste qu'elle le fût, selon ce principe de justice : « à chacun selon ses mérites », qui quelquefois cependant pourrait être corrigé par un autre : « à chacun selon ses besoins », mais avec quelque défiance, les appétits, les besoins de chacun pouvant trop aisément devenir sans limites.

Bientôt, je l'espère, il ne sera plus permis que la famine, maladie qui est *évitable*, tue des êtres, ni que l'insuffisance, la qualité inférieure des nourritures, produisant ou entretenant la misère physiologique, soient pour l'individu des causes trop fréquentes de maladies ou de mort, pour la race d'affaiblissement ou de dégénérescence. Il ne sera plus possible que l'habitation et l'alimentation, toutes deux insuffisantes, toutes deux mauvaises, préparent trop souvent le terrain de la tuberculose, ou éloignent l'homme du foyer, pour le rejeter au cabaret.

L'importance égale de ces deux questions, habitation et alimentation, au point de vue seul de ces maladies de la race, tuberculose, alcoolisme, qui sont aussi des maladies évitables, et qu'il faut donc combattre ardemment, sans relâche, pour en libérer un jour notre territoire, comme celui des autres, je l'avais reconnue déjà, quand il y a quatre ans, fondant *la Société d'art populaire et d'hygiène*, j'insérais à son programme, à côté de la question des habitations à bon marché, celle de l'alimentation à bon marché.

L'importance égale de ces deux questions, M. Cheysson, M. Siegfried, M. Strauss, d'autres encore, n'ont cessé de la voir et de la proclamer (1).

Au dernier Congrès de la tuberculose, tandis que le professeur Landouzy insistait sur la question de

____

(1) Voir sur les *Maladies populaires*, le beau livre du Docteur Rénon.

l'alimentation insuffisante, le professeur Alb. Robin insistait sur l'autre, celle de l'habitation, et sur la nécessité de faire disparaître au plus tôt les logis et les quartiers insalubres.

Au Congrès récent de l'alimentation, on n'a cessé d'exprimer à nouveau l'idée que la nourriture insuffisante et mauvaise, autant que le logis insalubre et surpeuplé, faisait la fortune de l'assommoir, et pour les classes ouvrières constituait l'un des plus importants facteurs de la maladie et de la mort.

Quand, à Lyon, M. Mangini eut créé ses maisons à bon marché, c'était la même pensée qui lui faisait, peu de temps après, ouvrir ses restaurants populaires, dont le succès ne fut pas moins grand.

On sait ce que peut devenir un troupeau toujours bien nourri et vivant à l'air sain, ou en des étables bien tenues, et l'on sait aussi ce que devient un troupeau qui est nourri et vit en des conditions toutes contraires.

Or, depuis des siècles, la masse du troupeau humain habite des sortes « d'écuries d'Augias », et de plus, est mal nourrie, insuffisamment parfois, irrationnellement presque toujours, ce qui la retient encore dans son état de bassesse et d'animalité originelles. Donc, en raison des rapports du physique et du moral, l'on ne doit pas songer à faire la saine éducation de cette foule humaine, sans faire saines d'abord son habitation et sa nourriture, ni à nourrir, à élever sa pensée, son âme, sans nourrir sainement d'abord le corps qui les porte.

La question de l'alimentation à bon marché est certainement très complexe, très étendue, comme toutes les questions sociales, – que par des solutions trop simples veulent résoudre tant d'esprits simples :

— mais nous croyons que là, comme ailleurs, il suffirait d'un peu de science, de sagesse, de bonne volonté, d'amour passionné et désintéressé du bien public, pour pouvoir, en partie et assez rapidement, résoudre au moins celles du logement et de la nourriture. Comment de telles questions, qui, pour le plus grand nombre, sont vitales, sont-elles les dernières dont se soit occupé cependant ce gouvernement du plus grand nombre, la démocratie ?

Comment souffrons-nous qu'en France, pays de démocratie, les aliments de première nécessité coûtent généralement beaucoup plus cher qu'en Angleterre, pays d'aristocratie, ou en Belgique (1), et en Suisse ? Et pourquoi en est-il ainsi ?

Voici des chiffres et un tableau qui ont leur éloquence :

			Londres		Paris
Un kil. de gigot	coûte à Londres :	2 fr. » ;	à Paris :	3 fr. »
—	romsteack	—	2 fr. » :	—	3 fr. 20
—	roastbeef	—	1 fr. 80 ;	—	3 fr. »
—	veau	—	2 fr. » ;	—	2 fr. 50
—	porc	—	1 fr. 60 ;	—	2 fr. 50
—	beurre	—	2 fr. 80 ;	—	4 fr. 40
—	café	—	3 fr. 20 ;	—	5 fr. »
—	cacao (Cadbury)	—	5 fr. 50 ;	—	{ 7 fr. 50 / ou 9 et plus
—	thé	—	2 fr. 10 ;	—	10 fr. »
—	sucre	—	0 fr. 60 ;	—	1 fr. 20
J'ajoute que le lit. de pétrole coûte			0 fr. 20 ;	—	0 fr. 45
les 10 boîtes d'allumettes	—		0 fr. 10 ;	—	1 fr. »

Notre démocratie, qui trop souvent s'égare loin des voies sûres où elle pourrait marcher, aurait dû depuis des années consacrer plus d'attention à des

(1) Si à Bruxelles la viande et les denrées coloniales coûtent un peu plus cher qu'à Londres, elles coûtent bien moins cher qu'à Paris ; quant au litre de pétrole, il n'y coûte que 0 fr. 10 ; le charbon est aussi moins cher qu'à Londres, et les allumettes y sont au même prix.

réformes très simples, qui rapidement eussent fait sa vie meilleure.

Pour améliorer le sort de la classe ouvrière (1), il est deux méthodes : augmenter les salaires, ou diminuer la cherté des choses, la cherté du logement par exemple, et celle des matières premières les plus nécessaires à la vie,

· L'augmentation des salaires peut être juste et nécessaire ; elle l'est moins quelquefois. Méthode trop souvent de combat, elle n'est pas pour déplaire aux meneurs, mais qui vraiment abusent d'elle.

Cette augmentation de salaire, malheureusement pour l'ouvrier, aboutit parfois au contraire de ce qu'il en attendait ; car, se généralisant, elle fait s'élever peu à peu le prix des choses ; puis des industries par elle peuvent être gravement lésées, même ruinées, qui entraîneront l'ouvrier dans leur ruine.

Une autre méthode, dont n'ont pas souci beaucoup des chefs populaires, dont quelques-uns mêmes et l'on sait pourquoi, ne veulent pas, paraît plus sûre et plus efficace cependant ; elle tend à diminuer, à alléger, pour ceux qui ont des gains ou des revenus modestes, les charges de la vie, à faire que tout ce qui est de nécessité première, logement, nourriture, vêtements, soit beaucoup moins coûteux : cette méthode, qui ne lèse ni ne ruine personne, qui ne paralyse pas et ne tue pas d'industries, et souvent au bénéfice de l'étranger, qui n'attise pas l'envie, les colères, les haines, qui ne coûte pas de grève ni de sang, c'est elle que nous recommandons et que nous étudions ici.

La révélation étant faite de la cherté trop grande

(1) Je n'aime pas l'expression de « classe laborieuse », la classe bourgeoise l'étant aussi.

en France de tant de matières alimentaires et autres,
qui sont de nécessité première, et les causes de cette
majoration des prix étant cherchées et reconnues, puisque par là pour le plus grand nombre sont aggravées
les difficultés de la vie et ses souffrances, ne pourrait-on et ne devrait-on pas, en un pays de gouvernement du peuple par le peuple, remédier au
plus tôt à cet état de choses, ou le vouloir et
le tenter du moins?

La démocratie et la science sont tenues aujour-
d'hui d'aborder ces problèmes, et de ne les pas laisser qu'ils ne soient résolus.

CHAPITRE II

L'ASSISTANCE GRATUITE ALIMENTAIRE (1).

Je vais d'abord signaler ou rappeler, dans Paris, certaines des œuvres les plus intéressantes, qui donnent aux pauvres gens les nourritures gratuites.

La charité religieuse a été, là encore, il le faut reconnaître, la première à leur apporter une aide. Je revois, par la pensée, à l'hôpital de Pistoïa, en l'une des merveilleuses terres cuites de Giovanni della Robbia, le moine bienfaisant remettant des vivres aux femmes, aux enfants, aux infirmes, aux miséreux.

Je n'aurai pas sans doute ici à m'occuper longuement, tout utiles, ou nécessaires qu'elles puissent être, des *œuvres de miséricorde*, de ces soupes, de ces humbles repas, distribués gratuitement, ainsi par l'Église jadis, par elle encore aujourd'hui, ou par des casernes, par des restaurants, par des hôpitaux, par des œuvres de philanthropie ou par l'assistance publique. Mais je suis tenu d'en parler,

(1) Voy. *Paris charitable et prévoyant*, (Plon, édit.)

et d'indiquer quelques réformes qu'il conviendrait, il semble, d'apporter dans l'assistance alimentaire.

Il faut cependant qu'en l'organisation de l'assistance publique il existe quelques défauts, pour que des malheureux, des familles entières, ce qui à notre époque est monstrueux, puissent de la faim, aiguë ou lente, souffrir et mourir parfois, et parfois se tuent, s'achèvent, pour échapper, dans l'impossibilité de vivre, à l'horreur de vivre. Ils ne savent en leur détresse à qui, où s'adresser. Le secours, quand ils le reçoivent, est trop faible, est dérisoire ou ne vient pas à temps ; et les malheureux émigrent dans la mort, ne trouvant pas de place en cette vie. Qu'en notre temps de pareilles tortures soient subies, qui amènent une mère à se tuer avec ses 2, 3 ou 4 enfants, et froidement, sans délire, on a quelque peine à se l'imaginer ; et tout cela, si vite oublié du reste, compromet quelque peu cette civilisation puissante et riche dont nous sommes trop fiers.

L'Administration de l'assistance publique a le tort sans doute d'être une sorte de mécanisme d'abord, et de ne pas suffisamment s'émouvoir en face de telles misères, comme il conviendrait cependant. Les intentions de ceux qui la dirigent certainement sont bonnes. Mais tant qu'elle demeurera ce que nous la voyons, ne comprend-on pas qu'elle sera incapable d'empêcher ces assassinats de la misère et de la faim et qu'alors la charité religieuse ou toute autre, venant assister l'Assistance publique, doive être encouragée, respectée, plutôt que dédaignée, ainsi que l'on y tend aujourd'hui ?

L'admirable *Société philanthropique*, créée en 1780

et refondée en 1800, par M. Benjamin Delessert, a dans Paris 38 fourneaux. 12 sont ouverts toute l'année et les autres du 1ᵉʳ novembre au 1ᵉʳ mai. Chacun de ces fourneaux est surveillé par l'un des membres du conseil, et quand il n'a pas une direction laïque il est dirigé par des sœurs, par les sœurs surtout de St-Vincent-de-Paul. Les fourneaux distribuent dans une année près de 3 millions de portions alimentaires. Ce sont des soupes (1), du pain, du bouillon, de la viande, du lard, des saucisses, des sardines, des légumes, du chocolat, du café, du fromage. Chaque portion coûte 0 fr. 10, et est payée en bons, donnés par les souscripteurs de l'œuvre, ou par des personnes qui, étrangères à l'œuvre, les lui achètent.

Une chose serait à étudier : ces œuvres des soupes populaires ou des fourneaux économiques ne pourraient-elles pas demander aux hygiénistes la formule de soupes plus nourrissantes, plus variées, qui deviendraient une sorte d'aliment complet, et qui différeraient un peu selon la saison, ainsi seraient plus grasses en hiver (2)?

Cette formule d'une soupe, sorte d'aliment com-

---

(1) Chaque soupe, vendue 0 fr. 05, revient à 0 fr. 10. La Société perd donc 0 fr. 05, à peu près, sur chacune d'elles. Très appétissante la nourriture, et parfaite aussi la tenue de la cuisine au fourneau que j'ai visité de l'avenue du Maine 201, dirigé par les sœurs de l'Immaculée Conception. Un détail intéressant de psychologie populaire : au réfectoire, les ouvriers ne s'asseoient pas aux mêmes tables que les indigents : ils ont leurs tables, et les indigents, les leurs. L'égalité et la fraternité n'existent même pas là, en ce réfectoire du moins ; car ces deux sentiments sont au cœur des femmes excellentes, qui servent *également* et *fraternellement* les uns et les autres.

(2) On a employé, — peut-être le fait-on encore — pour la soupe des asiles de nuit, des caboches de mouton recueillies aux abattoirs et apportées rapidement à ces refuges. Les tripiers viennent aux abattoirs prendre la cervelle des têtes que

plet, nous la cherchons avec Mme Moll-Weiss, et j'espère que nous la trouverons.

La Société de Saint-Vincent-de-Paul a 25 fourneaux dans le département de la Seine; ses bons sont aussi de 0 fr. 10; et les bons de l'une des Sociétés sont acceptés par l'autre, ce qui établit une sorte de fédération entre elles. Cette fédération, je voudrais la voir s'établir entre presque toutes les Sociétés d'assistance.

D'autres œuvres religieuses, dont une protestante et une israélite, entretiennent également des fourneaux, mais fermés d'ordinaire pendant les mois d'été.

Dans les *hôpitaux* des soupes depuis 1894 sont distribuées le matin pendant l'hiver, et pendant toute l'année à Saint-Antoine, à la Salpêtrière, à l'hospice d'Ivry.

Dans 16 arrondissements la *Ville* aussi subventionne des distributions de *soupes populaires*; il faut un bon toujours pour y avoir part.

Les œuvres des *soupes populaires* seront quelque jour sans doute réunies en une fédération, dont le principe qui me semble excellent, a été voté du reste il y a 7 ans.

Les *Bureaux de bienfaisance* distribuent, pendant l'hiver, des bons de fourneaux, qu'ils remboursent à la *Société philanthropique*, et des bons de pain, payés par les revenus de la *fondation Breon-Guérard* et par la *Société des grands moulins de Corbeil*.

L'œuvre de la *Mie de pain* a été fondée par de jeu-

l'on brise : ce qui reste d'elles est riche encore en matières alimentaires, mais s'altérant vite n'a pas de valeur; ces têtes donnent un bouillon qui ne coûte ainsi presque rien, et serait assez nutritif.

nes ouvriers du *Patronage Saint-Joseph* et par des membres du *Cercle catholique des étudiants*, sur l'initiative de M. Paulin Enfert, directeur-fondateur du *Patronage Saint-Joseph de la Maison-Blanche*. Pendant l'hiver, le soir, la *Mie de pain* donne, et *sans bons, à tous ceux qui se présentent*, un litre et quart de bonne soupe, mais en commençant par les femmes, les enfants, les vieillards. Ce sont des étudiants, des apprentis, des jeunes ouvriers qui servent eux-mêmes les vieillards assis au réfectoire. Voilà certes une bonne école de bienfaisance. Nous aimons moins l'assistance qui ne voit, et n'aide que de loin, non de près, ceux qu'elle assiste. Il est regrettable que l'argent fasse défaut à cette œuvre malgré les services qu'elle peut rendre, puisque pendant l'hiver elle sert aux indigents près de 50.000 litres de soupe.

L'œuvre de la *Bouchée de pain*, fondée par un ancien ouvrier, M. Boureiff, qui avait à ses débuts connu la faim, et, reprise à sa mort, par M. Ritt, l'ancien directeur de l'Opéra, a 4 réfectoires : ils ont distribué en 1903 des portions de pain, de soupe ou de café à 209.497 indigents.

La *Marmite des pauvres*, dirigée par des sœurs de St-Vincent de Paul, ne fait que 2 distributions par semaine.

Le *Pain pour tous* donne à qui les vient demander, mais pour être consommées sur place, une ration de pain et une boisson chaude. M. Chauchard est un des bienfaiteurs de cette œuvre.

Une *Société des amis des pauvres*, œuvre religieuse, a aussi du pain pour les indigents.

L'œuvre *Jehanne d'Arc* dirigée par les Franciscains, missionnaires de Marie, a donné 583.200 portions de soupe en 1902.

Voici une œuvre bien précieuse, créée par Mme Henry Coullet, l'*Œuvre des restaurants gratuits pour les mères pauvres, qui allaitent leurs enfants*. Le premier de ces restaurants s'est ouvert à Paris, passage Lacroix. Deux repas coûtent à l'œuvre 1 franc par jour; mais avec ce franc, on nourrit deux êtres, la mère et son enfant; et l'on permet à la mère de lui donner non du lait stérilisé, ce lait un peu mort, mais son propre lait, le meilleur toujours. Nice a un restaurant semblable depuis cette année. Plusieurs villes de province et de l'étranger se proposent de les avoir aussi : « La femme qui se donne en nourriture, comme l'a très bien dit M. Henry Coullet, a, plus qu'aucune autre, droit à la nourriture (1). »

Bien que l'objet de cette étude soit surtout l'alimentation à bon marché, je ne pouvais me désintéresser de ces œuvres, venant en aide à toute une partie souffrante de la race, et dont la santé, dont la vie doivent pour tant de raisons être l'objet d'une sollicitude attentive. Il importe en effet que dans une nation, dans une race, il y ait le moins possible d'êtres vaincus, affaiblis, déprimés, infirmes ou malades, de mourants, avant l'heure où normalement il faut mourir. Puis ces êtres, insuffisamment ou mal nourris, entretiennent des foyers de maladies et de misères, dangereux toujours pour la Collectivité, et que sans cesse elle doit tendre à plus ou moins diminuer ou éteindre.

Religieuses ou laïques, ces œuvres, que je suis loin

______

(1) A signaler aussi l'*Œuvre nationale des secours de maternité*, office central de tous les secours pour la mère et l'enfant et qui a créé 6 *bis*, rue de l'Abbé-Grégoire, le *Foyer maternel*, avec hôtellerie gratuite.

certainement d'avoir rappelées toutes, méritaient ainsi qu'il fût parlé d'elles.

On paraît aujourd'hui vouloir se passer de la charité religieuse. En est-il temps encore? En sera-t-il temps jamais? La société laïque, en la repoussant se montrerait ingrate. Elle ne pourrait sans injustice oublier que dans toutes les œuvres d'assistance publique, depuis les hôpitaux jusqu'à l'assistance alimentaire, sa philanthropie a été précédée toujours par la charité religieuse. Dans le combat difficile et à perpétuellement renouveler contre toutes les formes de la souffrance humaine, il ne faut excepter, refuser aucune alliance ; et il n'y aura jamais sur cet affreux champ de bataille trop d'hommes de cœur réunis.

Mais peut-être faudrait-il une fédération, sinon une concentration de ces œuvres, ou de beaucoup de ces œuvres, trop isolées, dispersées, et qui en se rapprochant, en s'unissant, feraient plus de bien sans doute avec moins de dépenses et d'efforts.

Puis ne pourrait-on créer un *Office central d'assistance*? Certainement il existe déjà l'œuvre excellente de M. Lefébure, l'*Office central de bienfaisance*, 175, Boulevard Saint-Germain, (l'adresse n'en est pas encore assez connue). Mais cet Office ne fait que donner des renseignements à ceux qui viennent en aide à des malheureux ; il n'en donne pas à ces malheureux mêmes. Or ce qu'il faudrait, c'est que dans des cas d'affreuses misères, comme j'en ai rappelées, celles-ci pussent trouver un secours efficace, immédiat pour les cas aigus, persistant pour les cas chroniques, ce qu'ils ne trouvent que trop difficilement aux mairies ou à l'Administration de l'Assistance publique.

Ce que je voudrais, c'est que tous les malheureux fussent informés de l'endroit ou des endroits, où ils se pourraient adresser, pour qu'on leur répondît et qu'utilement on les aidât, et que parfois on les sauvât. Et ici je pense beaucoup aux misères cachées, comme paralysées par la honte, et qui n'osent, ne savent pas agir. Cet *Office central d'assistance*, que je voudrais voir se créer, pourrait avoir une succursale par arrondissement; et dans les mairies, dans les commissariats de police, dans les hôpitaux ou ailleurs encore, des affiches seraient apposées, qui donneraient les adresses de l'Office et de ses succursales. Là, les malheureux seraient donc immédiatement renseignés sur la marche à suivre pour aller droit, et sans perdre une heure, au secours qui leur est nécessaire, à la soupe dont ils ont besoin, au bureau d'assistance par le travail, s'ils peuvent travailler, ou à l'hôpital, à l'hospice qui les devront peut-être recueillir.

Aux pauvres gens ce serait donc une sorte de consultation, accompagnée d'un premier secours peut-être, que l'Office ou ses agences donneraient d'abord.

Cet *Office central d'assistance* centraliserait, comme l'*Office central de bienfaisance*, les renseignements sur les œuvres philanthropiques ou charitables, et sur les nécessiteux, les indigents, les familles dans la misère; il aurait les fiches de tous ceux qui demanderaient ou mendieraient des secours, et il pourrait faire écarter ainsi bien des voleurs de pauvres.

J'imagine en effet que les différentes œuvres, en principe, ne délivreraient pas d'argent. Elles remettraient un chèque payable à la caisse de l'*Office*, qui pourrait savoir par ses fiches que celui qui le présente reçoit des secours d'une ou de plusieurs d'elles, et aussitôt les aviserait.

L'important, je le répète, serait que les malheureux pussent savoir qu'en chaque arrondissement, par exemple, un poste de secours existe pour eux pour leur misère, un peu comme pour les noyés il en existe aussi le long des berges.

En attendant un peu plus d'ordre en l'assistance alimentaire générale, j'avais pensé, pour que fussent au moins évités certains des accidents aigus, des drames les plus douloureux de la misère, à la création dans Paris de fourneaux toujours ouverts, et donnant sans bons, ainsi que l'œuvre excellente de la *Mie de pain*, une soupe à tous ceux qui la viendraient demander. Trois de ces soupes, sorte d'aliment complet, auraient pour la journée suffi à la nourriture d'un adulte. A ces fourneaux se seraient tenus en permanence des enquêteurs, des visiteurs, salariés ou non (1), de notre *Office central d'assistance* ; et les visiteurs, les enquêteurs, en cas de grande misère signalée, se seraient aussitôt rendus près du malheureux ou des malheureux leur faisant appel, auraient pu donner le premier secours, puis immédiatement auraient envoyé à l'Office une note sur ce qu'ils auraient vu. L'Office alors d'accord avec l'Assistance publique ou d'autres œuvres d'assistance, n'aurait pas quitté ce malheureux ou ces malheureux, qu'ils ne fussent sortis de leur misère aiguë, ou que leur misère chronique eût été vraiment secourue.

J'ai abandonné l'idée de ces fourneaux, et gardé celle de l'*Office central d'assistance*. En effet, ces

(1) Des femmes surtout conviendraient aux fonctions diverses de l'Office ou de ses succursales.

grands fourneaux, distribuant gratuitement tout le jour des soupes excellentes et très nutritives, auraient encouragé par trop la paresse, le vagabondage, chez beaucoup incurables, et appelé et réuni là pêle-mêle, avec des pauvres gens qui sont vraiment dignes de pitié, toute la troupe des errants, des malandrins, des « mauvais garçons », des truands, des « apaches » de la capitale, même de la banlieue et de la province, la foule en un mot de ceux qui sont pour la société d'éternels parasites, et qui, se refusant à tout travail, par la ruse, le vol, le crime veulent se nourrir et vivre à ses dépens. Or, il faut que la bienfaisance ne soit pas sans discernement, et qu'elle n'aille pas ainsi à tous ceux, dont elle ne ferait qu'entretenir les lâchetés et les vices.

L'*Office central des œuvres de bienfaisance* pourrait, en développant son beau programme, être l'*Office d'assistance* dont je parle. Et pourquoi l'administration de l'Assistance publique ne se ferait-elle pas, du reste, aider par lui?

Ce qui est nécessaire absolument, c'est donc, comme l'a si bien vu M. Lefébure, un peu d'ordre à établir dans l'assistance générale, plus de lien, plus d'accord entre les œuvres, entre leurs différentes forces dispersées; c'est aussi moins d'ignorance chez les pauvres, chez tous, des secours qui peuvent être apportés aux accidents surtout aigus, ou aux formes chroniques de la misère; ce sont enfin des remèdes à trouver contre l'insuffisance (1), la lenteur, la mauvaise appropriation des secours.

---

(1) Un exemple : On donne des secours à la fille-mère : c'est bien; mais on n'en donne pas à la mère, qui à un mari, et fut-elle abandonnée par lui. Puis les secours aux veuves sont très insuffisants.

Et sans doute c'est ce que l'*Office central des œu-vres de bienfaisance* a vu, a voulu, et a très heu-reusement commencé. Mais, encore une fois, il semble que son œuvre soit à compléter par la création d'un *Office central d'assistance* qui, plus vite que lui, viendrait en aide aux malheureux, puis-que l'œuvre de M. Lefébure n'est pas un bureau de secours, auquel directement ils puissent faire appel. Si cette création demandée par moi ne vient pas d'elle, qu'elle se fonde du moins non loin d'elle pour que leur collaboration soit constante.

Et cette création et d'autres, et beaucoup de réfor-mes faites, l'on verrait alors si tout cela suffirait pour abolir enfin cette maladie sociale, la famine aiguë ou lente, qui trop souvent tue.

Oui, bien des familles, bien des malheureux, iso-lés, perdus en la foule humaine comme en un dé-sert, bien des malheureux, bien des familles à qui l'on vient très mal en aide, ou trop tard, meurent de faim aujourd'hui encore, ou de misère physiolo-gique par longue inanition, et malgré tant d'intel-ligences généreuses, tant de cœurs débordants de pitié, au sein d'une civilisation qui ne cesse de s'enorgueillir, justement parfois, de ses richesses, de ses incalculables puissances (1).

Et ainsi ce qui fait défaut, c'est un peu d'ordre en toute l'assistance générale, et ce sont moins les se-cours, que leur bonne et juste répartition, et en temps utile. Sur ce point déjà l'Administration de l'As-sistance publique, qui au fond veut bien faire, devrait apporter aussi toute son attention. Elle

---

(1) Voir le beau livre de M. le Comte d'Haussonville (*La misère et ses remèdes*, 1886. Calmann-Lévy), mais livre un peu ancien déjà et à reprendre en certains détails.

devrait cependant songer aux économies qu'elle saurait faire, si à temps et efficacement tant de misères étaient soulagées, et, de la sorte, tant de maladies prévenues, qui encombrent ses hôpitaux, ses hospices, grèvent lourdement son budget. Je pense que les incendies, du moins en nos provinces, seraient bien moins graves, si les Compagnies d'assurances avaient le pouvoir de contribuer à les éteindre ; et de même l'Assistance publique, en son propre intérêt, ne devrait-elle pas, comme aussi les Municipalités et l'État, s'intéresser davantage, et vivement, passionnément, si un tel mot ne détonnait ici, — une administration étant toujours sans passion, — à toutes ces questions des logements salubres et des nourritures saines, suffisantes, et gratuites ou à bon marché, puisque de leur solution plus ou moins complète et décisive, l'Administration, les Municipalités, l'État pourraient retirer tant d'économies ?

Cherchant des moyens pour mettre fin, dans l'intérêt de tous et dans celui de la race, à la famine aiguë ou lente, comme on en cherche ailleurs pour mettre fin à la tuberculose ou à l'alcoolisme, j'en ai indiqué quelques-uns : qu'on en cherche d'autres, mais qu'à tout prix l'on en trouve, et que la famine en France soit enfin abolie, comme y disparaîtront tôt ou tard toutes les maladies également évitables.

Nous retrouvons à l'École l'assistance alimentaire, du moins pour les petits écoliers pauvres : je veux parler des *cantines et des cuisines scolaires*, chose excellente et d'une grande importance, pour les mêmes raisons que je donnerai à propos des jeunes gens et des jeunes filles travaillant dans les magasins ou les ateliers. Il faut, aux enfants aussi et d'abord, toute la nourriture, et la nourriture saine, dont leur développement a besoin. Or on sait ou l'on devine quels aliments misérables, et malsains souvent, beaucoup de ces pauvres petits apportent ou apportaient de la maison à l'école pour leur déjeuner de midi. En France, comme à l'étranger, la création des cuisines scolaires est aujourd'hui faite : leur cause est gagnée ; cette création, il ne faut plus que l'étendre, et la perfectionner. C'est un instituteur français qui en a eu la première pensée ; et ici cette fois et j'en suis heureux, c'est nous qui, je crois, tenons l'avance.

Il y a maintenant à Paris, 33.000 enfants qui déjeunent à midi dans les écoles. Ces petits repas sont payés ou sont gratuits.

La gratuité du repas de midi pour tous les écoliers indigents a été, au Congrès d'hygiène alimentaire, demandée par M. Ch. Driessens. M. Driessens pense que le législateur, ayant décrété l'instruction obligatoire, est tenu de décréter aussi l'alimentation obligatoire, du moins des enfants pauvres, ce qui de fait existe en beaucoup d'écoles. La dépense de cette gratuité n'apparaîtrait pas trop lourde, si elle pouvait être quelque peu supportée par des dons volontaires, ou par une contribution très modeste des parents, qui payant le déjeuner de leurs enfants, le paieraient, je suppose, cinq centimes de plus, enfin si toutes les écoles avaient l'Enseignement ménager et l'outillage nécessaire destiné à cet enseignement.

M. le Dr Merlin, traitant la question des cantines scolaires dans le département de la Loire, a montré que sur environ 43.000 élèves qui fréquentaient les 726 écoles du département (non compris St-Etienne et Roanne) au moins 9000 enfants dînaient à l'école de mets apportés froids, indigestes, peu nutritifs. « C'est pitié, disait une institutrice, de voir des enfants faire plus d'une heure de chemin pendant l'hiver, pour arriver à l'école à 8 h. et y rester jusqu'à 5 h. du soir, sans trouver dans leur panier autre chose qu'une figue et un morceau de lard.

« Indéfiniment dans l'enquête, revient avec monotonie la soupe froide ou réchauffée, alternant avec des fruits, un morceau de pain, de lard, de fromage, de la confiture, une gaufre ou une galette dure et fade, souvent malpropre. Étonnons-nous ensuite, dit le Dr Merlin, de voir s'allonger chaque année aux conseils de revision l'interminable série des malingres, des rachitiques, des dyspeptiques et des tuberculeux. Je crois que cet état d'infériorité physique qui dans notre race va s'aggravant résulte trop souvent d'une nourriture défectueuse. » C'est l'idée que je ne cesse d'affirmer en ce livre.

CHAPITRE III

ŒUVRES CHARITABLES OU PHILANTHROPIQUES
DUES A L'ASSOCIATION OU AU PATRONAT

Après l'assistance alimentaire proprement dite, voici des œuvres dues à la charité, à la philanthropie, à l'association ou au patronat, et venant en aide aux ouvriers, aux ouvrières, aux employés pour leur procurer une alimentation à bon marché et quelquefois gratuite.

On devine combien sont funestes à la famille et à la race, chez des êtres jeunes qui travaillent, chez des ouvriers, des ouvrières, des employés, dont le développement physique n'est pas achevé encore, qui n'ont pas pleinement acquis toute leur santé, toute leur force physiques, l'appauvrissement de leur force, la détérioration de leur santé par des nourritures insuffisantes, irrationnelles, mauvaises, autant que par l'air des ateliers, également insuffisant et malsain. L'on comprendra dès lors l'importance de quelques-unes des œuvres que nous allons signaler, et l'on s'étonnera que l'on ne veille pas davantage sur l'alimentation générale, pulmonaire aussi, des jeunes gens, des jeunes filles ou jeunes femmes, ouvriers et employés.

Là aussi nous retrouverons, travaillant de concert, la charité des différentes confessions religieuses et la philanthropie laïque.

L'*Union parisienne des institutions féminines chrétiennes* (rue du Parc-Royal, 12) fondée en 1898, et qui se rattache à l'*Union internationale des amies de la jeune fille*, a un restaurant économique pour dames. Cette institution est destinée surtout à protéger les jeunes filles ou jeunes femmes, institutrices, étudiantes, employées de bureaux ou de magasins.

L'*Union catholique des ateliers de femmes* a créé aussi des restaurants d'ouvrières, rue de Richelieu, 47 et place du Marché St-Honoré, 27, « pour leur procurer une nourriture saine et économique, à l'abri des dangers qu'elle pourrait rencontrer ailleurs ». Ces préoccupations morales sont justement mêlées à celles de l'alimentation suffisante, saine et économique, la santé morale étant le complément nécessaire de la santé physique.

Le *Restaurant féminin de la rive gauche*, œuvre laïque, rue des Grands-Augustins 21, donne aussi des déjeuners qui en moyenne coûtent de 0 fr. 75 à 0 fr. 90.

Le *Foyer de l'ouvrière*, rue Réaumur 93, boulevard des Capucines 35, et rue de la Victoire 12, fondé par de jeunes ouvrières protestantes, membres de l'*Union chrétienne des jeunes filles de la Seine*, donne des repas, surtout des déjeuners à 0 fr. 70.

Voici le menu du 4 avril 1907, au boulevard des Capucines : côtelette de porc ou ragoût de veau, ou viande froide, 0 fr. 50 ; légumes : 0 fr. 20 ; dessert : gâteau de semoule ou pruneaux, ou confitures, ou fromages, 0 fr. 10.

Il y a aussi l'*Œuvre familiale des ouvrières*, dont le restaurant est rue Hauteville. Elles trouvent là le logement avec la nourriture.

Voici les prix d'un de ces restaurants, celui du *Cercle amicitia*, 12, rue du Parc-Royal, et ils sont dans la plupart des autres à peu près les mêmes : lait, café au lait, 0 fr. 10 ; thé 0 fr. 15 ; chocolat, cacao 0 fr. 20 ; beurre 0 fr. 05 ; pain, 0 fr. 05 ; omelette 0 fr. 30 ; viande et légumes 0 fr. 50 ou 0 fr. 60 ; légume seul, 0 fr. 20 ; potage, 0 fr. 15 ; salade, hors d'œuvre, 0 fr. 10 ; dessert, de 0 fr. 10 à 0 fr. 15 ; vin blanc ou rouge, le carafon 0 fr. 20 ; café noir, 0 fr. 10 serviette, 0 fr. 05. Les différences de prix tiennent généralement aux différences de loyer, trop coûteux en certains quartiers.

Et voici un fragment des statuts de la société, *Le Foyer de l'ouvrière* :

« L'œuvre a pour but d'offrir aux jeunes ouvrières quelques-uns des avantages matériels et moraux dont elles sont privées par leur éloignement de leurs familles, principalement aux heures des repas.

« Le Foyer étant une œuvre de préservation et non de relèvement, n'admet que des jeunes filles ou femmes d'une conduite irréprochable, sans distinction de culte ou de nationalité. » C'est fort juste, il faut de ces restaurants ; il en faut d'autres aussi, œuvres également de préservation, mais seulement de préservation physique, et qui ne soient pas qu'entr'ouverts, qui à toutes soient largement ouverts, et soient nombreux. Une salle de lecture est annexée d'ordinaire à ces restaurants de jeunes filles ou jeunes femmes. L'esprit y trouverait donc aussi quelque aliment, si les ouvrières n'avaient déjà qu'un temps trop court pour déjeuner.

Tous ces restaurants ne se soutiennent généralement pas par eux-mêmes, ce qui est regrettable, et ils sont obligés de compter sur des subventions charitables. Il en est qui vivent cependant, en se passant d'elles, ainsi le *Foyer de l'ouvrière.*

Les œuvres principales qui en Europe veulent protéger la jeune fille, ont généralement pour elle un logement plus sain et à meilleur marché, en même temps qu'une nourriture à meilleur marché et plus sain e.

L'*Union internationale des amies de la jeune fille,* œuvre protestante, dont la direction est à Neuchatel, a fondé 398 maisons hospitalières en Suisse, en Allemagne, en France, en Italie, dans les Pays-Bas. Ses restaurants, comme ses *homes,* sont à très bon marché.

L'*Association catholique internationale des œuvres pour la protection de la jeune fille,* dont le siège principal est à Fribourg, et dont la vice-présidente est Mme la baronne de Montenach, bien connue, ainsi que son mari, pour leur propagande active et si éloquente en faveur de toutes les œuvres populaires, a imité l'*Union.* Mais pour les deux œuvres il n'existe aucune distinction de confession ni de nationalité.

L'*Armée du salut* n'est pas une œuvre de charité au sens étroit du mot; elle est une œuvre aussi d'assainissement moral et patriotique; « pour elle la valeur d'un peuple est en relation directe avec sa valeur morale, et le plus grand du monde doit être celui qui aura le plus de citoyens honnêtes, purs, vrais, grands par le cœur et par la pensée (1) ».

L'*Armée du salut* a créé dans le monde 101 hôtelle-

____

(1) M. Ulysse Cosandey, *Revue philanthropique,* fév. 1906.

ries populaires; et en un an elle a fourni 7.347.954 repas à bon marché. Son hôtellerie à Paris, 10, rue Fontaine-au-Roi, qui a des dortoirs à 0 fr. 30, la nuit, et des chambrettes et des chambres toujours au meilleur marché possible, a aussi un réfectoire dont les prix sont très modiques.

La *Société philanthropique* a fondé pour la protection de la jeune fille, 2 hôtels, l'*hôtel Marjolin* (dans le xviiie arr.) et la *Maison Stern* (dans le xie). Le restaurant de la maison Marjolin fait ses frais avec des repas dont les portions de viande sont à 0 fr. 30, de potage à 0 fr. 10, de légumes à 0 fr. 15, de dessert à 0 fr. 10 ou 0 fr. 15.

A la *maison Stern*, le budget du restaurant s'équilibre, comme à la maison Marjolin.

L'*Œuvre des maisons de famille pour jeunes filles isolées*, fondée par Madame la baronne de Bully, a aussi dans son immeuble, rue de Lille, 101, un restaurant à bon marché pour jeunes filles (1).

M. Ferdinand-Dreyfus, dans un article de la *Revue philanthropique* du 15 août 1906, conclut en demandant, comme moi, que l'on multiplie ces restaurants économiques d'ouvrières et d'employées, et qu'elles puissent les trouver près des ateliers et des magasins où elles travaillent.

Subventionnés au début par la philanthropie ou la charité religieuse, le plus souvent il sera possible à ces restaurants, bien gérés, de tout au moins rentrer dans leurs frais, et en donnant à leur clientèle une nourriture saine et suffisante, mais encore si cette clientèle est nombreuse.

A signaler enfin, et aussi pour la modicité de ses

(1) Voir Louis Rivière : *Protection de la jeune ouvrière.* Publication de *l'Action populaire.*

prix, et surtout pour son élégance, pour le charme exquis de sa décoration, le restaurant de la rue de Lille 41, ouvert depuis peu aux dames seules, dans le bel hôtel construit pour les employées des Postes par l'architecte Bliault, et dont la décoration en *modern style* est sobre du moins, et d'un goût excellent, ce qui est rare dans le *modern style.*

On sait que je tiens beaucoup à l'*art en tout et partout*; malheureusement la plupart de ces restaurants à bon marché sont loin de présenter encore ce charme pour les yeux, cette élégance décorative, mais très simple, que l'on trouve au 41 rue de Lille, et que je voudrais chez tous.

De telles œuvres, que nous ne pouvons signaler toutes, ne sauraient être trop multipliées et encouragées.

Voici des restaurants ou cuisines créés par des patronats, et qui devraient être plus nombreux aussi.

La *Compagnie P.-L.-M.* ne s'est pas contentée de faire construire pour les familles de son personnel des maisons ouvrières, d'avoir à Villeneuve-St-Georges une école, et un ouvroir; elle a aussi deux restaurants pour certains de ses agents à Villeneuve et à Paris : en réalité est-ce assez?

Toutes les grandes Compagnies, en effet, devraient vouloir créer, développer et multiplier les institutions de secours, d'assistance, d'instruction, si utiles, si nécessaires à leurs ouvriers, à leurs employés, à cette armée d'agents, dont elles ont intérêt toujours à améliorer la situation, pour se les attacher davantage et pour protéger et fortifier sans cesse leur santé physique, intellectuelle, morale.

La *Compagnie des chemins de fer de l'Ouest* a pour les siens organisé un économat, qui est une sorte de société coopérative de consommation, leur fournissant, à des prix moins élevés que ceux du commerce, des denrées alimentaires et des articles de ménage.

La *Compagnie des chemins de fer du Midi* fait de même et fait mieux : elle a des magasins pour les objets de consommation, que l'on y vend au prix coûtant, et un réfectoire à Bordeaux, où 12.645 repas ont été servis en 1902 au prix moyen de 0 fr. 55.

La *Compagnie des chemins de fer du Nord*, outre ses cités ouvrières à Ermont, au Bourget, à Anvin, à Coudekerque, a pour une partie de son personnel deux réfectoires, dont l'un aux ateliers de Hellemmes donne un repas complet (bouillon, pain, viande, légumes, demi-litre de bière) pour 0 fr.50. Chaque repas coûte en moyenne 0 fr. 06 à la Compagnie (1).

La *Compagnie des chemins de fer de l'Est* subventionne 20 sociétés libres de consommation fondées par son personnel, et les allocations se sont élevées en 1902 à 68.830 francs.

La *Compagnie des chemins de fer d'Orléans* a pour son personnel un réfectoire à Paris, une boulangerie et une boucherie ; et à Paris, ainsi qu'à Orléans, à Tours, à Périgueux, à Bordeaux des magasins qui vendent au prix coûtant les articles de consommation et d'habillement.

De grands Magasins ou de grands Établissements ont un restaurant pour leurs employés, du moins à l'heure du déjeuner. Leur santé parfaite et leur belle humeur sont en effet pour toutes maisons d'un intérêt immédiat fort important, puisque des emplo-

(1) Ces renseignements, dont nous le remercions, sont dus au très distingué ingénieur en chef de la Compagnie, M. Sartiaux.

yés, comme des ouvriers en excellent état, travaillent mieux que des souffrants, des malingres ou des tristes. Les Américains ont depuis longtemps compris cela, et certains de leur grands usiniers, y trouvant leur profit, veillent avec soin sur le repas de leurs ouvriers et de leurs ouvrières, qu'ils veulent sain et agréable.

Le *Bon marché* — et nous ne parlerons que de lui par nécessité d'alléger ce chapitre — ne nourrit pas moins de 6.500 employés, grands et petits : leur nourriture, que nous avons goûtée, est excellente et copieuse.

Le *Bon Marché* n'a voulu confier à personne la régie de son restaurant, qui est une des curiosités encore de cette étonnante maison. Les cuisines, vraiment pantagruéliques, sont capables de rôtir à la fois pour le déjeuner, de 11. h à 1 h., près de 4.500 biftecks, de faire frire 2.500 kil. de pommes de terre, et cuire des omelettes où entrent 13 mille ou 14 mille œufs (on compte 2 œufs 1/2 par personne). Pour les civets de lièvres, ce sont 500 lièvres, que la cuisine achète ; ce sont 1.800 bottes de salsifis pour les salsifis frits.

Le lait, dont une distribution gratuite est faite. chaque matin aux indigents, représente par an pour la maison une consommation de 115 mille litres.

Ajoutons que chaque matin les Petites sœurs des pauvres de la rue Notre-Dame-des-Champs emportent pour leurs indigents des restes de la veille, et qu'un grand nombre de bons de pain et de bons de viande sont bien entendu achetés et distribués par la maison. Toute grande Maison a le devoir de participer largement ainsi à l'assistance générale.

Immense est en haut du *Bon Marché* le grand réfectoire, — car il en est encore d'autres, — cette salle de 1.000 couverts, longue de 120 mètres, éclairée par 80 fenêtres, et où 4 fournées d'employés, hommes et femmes, se succèdent dans la matinée.

Le repas est excellent, très large, et coûte cher à la maison, puisqu'il revient en moyenne à 1 fr. 30 ou 1 fr. 50 par personne ; et il n'est pas question ici du premier déjeuner du matin.

Pour boissons, l'on peut choisir entre le vin, la bière, le lait, tous trois fort bons.

La majorité du personnel ne dîne plus dans la maison, comme autrefois. Au lieu de 10.000 repas par jour, il n'y en a donc plus que 6.500 environ.

Une indemnité est donnée aux employés qui ne dînent plus.

C'était, dans les magasins de nouveauté, l'usage de nourrir ainsi tous leurs employés. Il tend à disparaître. Le *Louvre* n'en nourrit plus qu'une faible partie, et donne une indemnité à ceux qui mangeaient autrefois chez lui. La *Samaritaine* les nourrit encore. Malgré l'énorme dépense qu'un tel restaurant lui coûte, le *Bon Marché* tient beaucoup à conserver l'ancien usage, dans l'intérêt de ses employés et dans le sien : dans l'intérêt des employés, parce que, si on leur donne une indemnité et une heure, par exemple, pour déjeuner au dehors, ils feront certainement des économies à la fois sur leur repas et sur le temps qu'ils lui consacrent ; or, ce serait à leurs dépens, car la plupart mangeraient très vite, pour donner au café, au pousse-café, au tabac, au jeu même, le temps rogné sur leur repas, et ils seraient entraînés naturellement, par goût ou par contagion, à boire, à fumer, à jouer ; dans l'intérêt de la maison, parce que l'employé au dehors, plus ou moins bien nourri et qui peut-être aura trop bu, ou trop fumé, ou encore

aura perdu au jeu, sera pour la vente de l'après-midi en des conditions fâcheuses ; et il pourra, en se nourrissant plutôt mal, compromettre une santé dont la maison a besoin.

Le génial fondateur du *Crédit Lyonnais*, M. Henri Germain, n'avait pas dédaigné de s'occuper, pour ses petits employés, de la création dans la Banque d'un restaurant économique. L'intention du *Crédit Lyonnais* était d'assurer, pour le déjeuner seulement, à une partie de son personnel, qui habite en général la périphérie de Paris ou la banlieue, et qui précédemment se nourrissait plus ou moins mal dans les gargottes des environs, l'avantage d'une nourriture à la fois saine et peu coûteuse. Un traité passé avec la maison Duval fut préféré à la régie directe.

La dépense annuelle de cette exploitation est pour le *Crédit Lyonnais* de plus de 20.000 fr., et ce sacrifice fait par la maison a permis un tarif de nourriture à prix réduits.

Les employés peuvent faire réchauffer les mets qu'ils apportent, mais il leur est interdit d'en faire cuire.

La moyenne pour la dépense des femmes, achetant ainsi à la maison Duval, est de 0,40 à 0,50 ; et pour les hommes de 0,60 à 0,70. Les prix des portions sont donc moins élevés qu'aux *Bouillons Duval* (1).

La *Banque de France*, la *Société générale*, le *Crédit foncier* ont institué un réfectoire à l'usage de leur personnel.

Je le répète, toute grande maison d'industrie ou de commerce, toute grande usine, ayant charge de

____

(1) Nous devons ces renseignements à M. E. Fabre-Luce, aujourd'hui Administrateur délégué à la Direction générale ; et nous lui en renouvelons nos remerciements.

corps et d'âmes, devraient se soucier des repas de leurs employés et surtout de leurs employés jeunes; et peut-être devraient-elles profiter de leur présence aux tables communes pour leur donner et pour faire arriver par eux à leurs familles bien des notions nécessaires et trop ignorées d'hygiène et d'économie alimentaires.

Nous voyons encore la *Société des manufactures de glaces et de produits chimiques de Chauny, St-Gobain et Cirey* avoir leurs magasins d'approvisionnement et leurs cantines.

L'établissement de MM. Menier, les fabricants de chocolat, a aussi ses magasins d'approvisionnement, sa boulangerie, sa boucherie, ses cantines et son restaurant. Les rations de viande, qui sont copieuses, sont payées 0,20, de légumes et de desserts 0,10, de vin 0,10 la demi-bouteille; mais l'alcool n'entre pas dans l'usine.

Des patrons, dans la pensée de lutter surtout contre l'alcoolisme, ont établi des cantines qui distribuent à très bon marché du café, du thé, du lait. Ainsi M. Lederlin, administrateur de la *Blanchisserie et Teinturie de Thann*, dans les Vosges (et tous les patrons devraient faire de même), chaque matin fait vendre, aux entrées de son usine, du café, du thé, à raison de 0,05 le verre, et de 11 h. 1/2 à midi 1/2, dans le réfectoire de ses ouvrières, du vin à 0,05 le verre et du café chaud au même prix. Enfin, à ses jeunes ouvriers et ouvrières de 13 à 16 ans, il donne, à midi, un sandwich composé de 40 gr. de viande et de 140 gr. de pain.

MM. Piat, dans leurs *fonderies de Soissons*, donnent gratuitement depuis quelques années à leurs apprentis de 13 à 16 ans, le repas de midi pendant les quatre mois d'hiver. Il importe en effet à l'âge de la croissance que les jeunes ouvriers et ouvrières soient plus et mieux nourris qu'ils ne le seraient chez eux ou par leurs provisions apportées.

Près de Marseille, dans la grande *Usine de M. F. Fournier*, et à son instigation, s'est formée entre les ouvriers une société de consommation sous forme de société anonyme à capital variable. Elle a son fourneau économique, installé dans des locaux prêtés par la maison, et trois réfectoires, dont un pour les femmes, disposés autour de la vaste cuisine. Avec 0,55 on a un repas composé : d'un potage, d'une portion copieuse de viande et de légumes, d'une demi-livre de pain et d'un demi-litre de vin.

Dans une très intéressante communication faite au *Congrès d'hygiène alimentaire*, M. l'ingénieur Piéquet signale près de Rouen l'usine d'un grand industriel, M. L., (qui a refusé qu'on le nommât), et où les ouvriers trouvent, dans un réfectoire organisé par lui, un petit déjeuner pour 0,08, ou 1 fr. par quinzaine, et un repas à midi pour 0,41 1/2 ou 5 francs par quinzaine. Au petit déjeuner ils ont 125 gr. de pain avec de la soupe aux légumes ou avec du café noir ou du café au lait. A midi, ils ont 250 gr. de pain, un plat de viande, des légumes, un dessert et un 1/2 litre de cidre.

M. L. établit ainsi la dépense de ce repas, qu'il fait payer au prix coûtant :

Viande, 125 gr., soit net 100 à 105 gr., 0,25 ;

Dessert : fromage, fruits crus ou cuits, ou salade, 5 centimes ;

Pain : 250 grammes, 0,06 ;

Cidre : le litre, 0,08 ;

Service, graisse ou beurre, moutarde, assaisonne-
ments, charbon, usure du matériel, etc., 0,06.

M. Piéquet constate, avec d'autres, que partout où
l'ouvrier est bien nourri, il travaille mieux et de
meilleure humeur, se fatigue moins vite, et est
moins disposé à boire.

Dans beaucoup d'usines alsaciennes, il a vu des
réfectoires et des cuisines, où un repas avec soupe,
pain, viande et légumes, revient à 0,40 ou 0,50,
boisson non comprise.

M. Piéquet demande, ainsi que moi, que partout
donc on organise de ces cantines ou de ces restaurants dans les usines ou près d'elles ; et il réclame aussi l'enseignement ménager pour les femmes des ouvriers.

« L'ouvrière, dit-il, est presque toujours une cuisinière bien mauvaise et incapable d'apporter quelques variations dans les menus. L'ouvrier alors préfère le fricot du petit restaurateur, mais le malheur
est qu'il y trouve l'apéritif, le café et les petits verres
qui le suivent. »

Beaucoup d'usines, en Alsace et en Allemagne, ont
des réfectoires où l'ouvrier a une soupe, un plat
de viande et de légumes, et un demi-litre de bière
pour 0, 40 ou 0,50.

Sans doute je ne connais pas toute l'étendue
de la France industrielle, et je n'ai pu signaler tous
les exemples de sollicitude pour la santé et la moralité de leurs employés, dont peuvent s'honorer des
patrons intelligents et de cœur : les exemples que je
viens de donner seraient partout à suivre.

Mais « partout, dit M. Mongel, ingénieur des Arts
et Manufactures, il n'en est pas ainsi, et deux industriels seulement, à Épinal, ont dans leur usine

établi, par exemple, les kiosques de M. Lederlin. L'esprit de l'industriel est souvent trop utilitaire pour se lancer dans cette voie philanthropique. » L'industriel se trompe ; et beaucoup d'usiniers américains, encore plus utilitaires, ont compris l'avantage pour eux de prendre un très grand soin de la santé, et de la moralité même, et même des plaisirs de leurs employés.

Ces magasins d'approvisionnements et ces sociétés coopératives, dont nous avons vu certains patronats encourager et aider la création, apportent dans la vie domestique des économies très notables, et il faut regretter que ces magasins et ces sociétés se soient, en France, beaucoup moins développés qu'en Angleterre, en Allemagne ou en Belgique, par exemple. Mais dans ces pays, je l'ai fait observer déjà, le socialisme s'est montré plus pratique toujours que le nôtre.

CHAPITRE IV

LES CUISINES OU RESTAURANTS POPULAIRES
DE LYON ET DE PARIS

Presque toutes ces œuvres, que nous avons vues,
sont subventionnées plus ou moins par la charité,
la philanthropie, ou par des patrons.

Or en voici d'un égal intérêt social, et peut-être
plus grand encore, je l'expliquerai, *les cuisines ou
restaurants populaires*, qui vivent, se soutiennent
sans aucune aide, et dont la création souvent devient
même, comme celle d'habitations à bon marché,
un placement avantageux, ce qui ne peut, chose
importante, qu'attirer les capitaux à ces entreprises
et en favoriser la multiplication et le développement.

Ces restaurants populaires sont nombreux à
l'étranger, mais en France ils sont trop rares. Le
premier peut-être a été créé en Allemagne, à Leipzig, et date de 1849 ; Genève créait les siens en 1889 ;
enfin une création semblable se décidait à Lyon en
1891.

Le fondateur de la *Société anonyme des logements
économiques*, M. Mangini, « voyant le succès de sa
première œuvre, se demanda s'il n'y aurait pas

quelque chose de semblable à tenter pour l'alimentation ».

Il avait compris, et il disait déjà « que la tuberculose, la fièvre typhoïde, bien des maladies de misère, étaient peut-être plus souvent encore, ou non moins souvent, engendrées par une mauvaise alimentation que par un logement insalubre. » Il disait que « dans les grands centres populaires la nourriture et la boisson étaient en général de qualité trop inférieure et d'un prix plus élevé qu'elles ne devraient être ; que beaucoup trop nombreux en effet étaient ceux qui, entreprenant le commerce facile de la nourriture, voulaient s'enrichir trop vite, et comme leur chiffre d'affaires était assez faible, pour couvrir leurs frais généraux, vendaient trop cher des produits achetés à de basses conditions et d'ordinaire ainsi de qualité trop inférieure. Or l'on pouvait, c'est ce qui a été fait, arriver à livrer des aliments de première qualité, et des boissons absolument pures à des prix plus bas que les prix les plus bas des établissements alimentaires, tout en obtenant l'intérêt du capital engagé ; il suffisait pour cela d'avoir un grand débit et de bien administrer l'entreprise (1) ».

Bien administrer ces entreprises est en effet l'important ; et l'on comprendra que dès lors il faille chez ceux qui les administrent certaines qualités de dévouement, de désintéressement, un peu de cet idéalisme en un mot, dont j'aime à parler, et si nécessaire, il semble, à toute œuvre sociale ou philanthropique, pour se créer et pour durer. Oui, ces affaires, ces opérations ne peuvent et ne doivent

(1) Communication faite en 1900 au *Congrès international des habitations à bon marché.*

pas se traiter de la même façon que la plupart des autres. En haut il faut une intelligence généreuse, c'était le cas de M. Mangini ; et il faut en sous-ordre quelques hommes ne craignant pas de donner gra-. tuitement aussi à ces entreprises un peu ou beaucoup de leur temps, de leur pensée, de leur activité, de leur cœur.

L'espace me manque pour montrer tout le fonctionnement et conter dans le détail l'histoire, depuis leur création, des restaurants populaires Lyonnais. Il serait intéressant de voir cependant comment s'y font les achats, en gros bien entendu, et comment par de tels achats, presque toujours directement faits au producteur, la Société réalise déjà de fortes économies.

Pour l'historique, tout au moins, de ces restaurants, je renvoie aux rapports annuels de la Société.

Le premier restaurant fut ouvert le 10 janvier 1892 ; les recettes de la première année s'élevèrent à 200.564 francs, les dépenses, à 187.573 francs ; le bénéfice net, dès la première année, atteignait 6 1/2 pour cent. Il avait été obtenu par un vrai miracle de vaillance et d'intelligence pratique. « Un tel succès était dû, d'après M. Mangini, aux prix très réduits qui permettaient de donner pour 0,50 ou 0,60 un repas substantiel, et à la bonne qualité des aliments vendus, qui avaient attiré rapidement une clientèle nombreuse, et classé la maison parmi les établissements les meilleurs de la ville. Il était dû au dévouement et à l'honnêteté du personnel, bien choisi et largement rétribué » ; enfin et surtout, ce dont M. Mangini ne pouvait parler, à la haute intelligence du fondateur de l'entreprise, qui communiquait à tous un peu de sa noble ardeur. Avec M. Mangini j'ai visité, il y a quelques années, tour à tour ses maisons à bon marché et ses restaurants. Ce jour-là, dont le souvenir est inoubliable pour moi, j'ai compris, mieux que jamais, ce que l'on pouvait faire avec un peu d'intelligence, d'âme, de bonne volonté pour améliorer la vie, toute la vie des foules populaires; et, de ce jour-là, je me suis donné avec quelque passion aux œuvres qui devront opérer cette amélioration profonde, et peut-être par des moyens très simples, mais vraiment efficaces, sans bouleversements tragiques ni sans phrases.

Au restaurant, où M. Mangini me conduisit, pour 0 fr. 60 je fis un déjeuner complet, qui se composait d'une tranche de porc rôti, d'un plat de légumes, d'un fromage et d'un carafon de vin, le tout excellent.

Dans la grande salle on se sert soi-même, en allant chercher sa portion aux guichets de la cuisine vaste et très belle. Mais il existe une salle, où, pour 0 fr. 15 on est servi par un garçon, et où l'on a sa serviette. Cette salle spéciale est utile pour une certaine clientèle, fort digne aussi d'intérêt, celle d'employés ou d'étudiants, dont les ressources sont modestes. J'avais remarqué que les murs du restaurant étaient bien nus, étaient gris et tristes; et j'avais engagé M. Mangini à les décorer, lui rappelant à ce sujet certaines de mes idées. M. Mangini était un magnifique; il accepta aussitôt ma proposition, m'offrit pour cette décoration une somme assez forte, que je déclinai, et sur mon conseil il acheta simplement et fit accrocher aux murs quelques-unes des belles estampes colorées de Rivière, qui, en ces parois sans couleur, semblent ouvrir comme des baies lumineuses sur quelques-uns de nos paysages de France. Elles égaient, éclairent un instant les yeux et la pensée de ces ouvriers, sortant, noirs encore et las, du travail de l'usine.

Je voudrais aussi en tous ces restaurants des lavabos, et l'on en comprendra l'importance. Donner à tous, et à toute occasion, des habitudes de propreté, n'est certes pas inutile, comme il n'est pas inutile d'éveiller chez tous, et partout et toujours, le sens et les joies artistiques.

Il serait bon aussi que l'ouvrier se lavât la bouche avant et après le repas. Quelqu'un attribuait à cet usage, pratiqué en Espagne, les belles dentitions qu'il avait observées chez les ouvriers espagnols.

Je redonne la parole à M. Mangini : « dès la première année, 1.687.989 jetons furent délivrés ; et plus de 1.100 personnes prirent chaque jour leur repas dans la maison, sans compter les nombreux clients qui emportaient leur nourriture.

« Pour 0 fr. 50, on peut avoir dans nos restaurants un repas avec pain, vin, viande et légume. Voici les prix des jetons délivrés aux guichets d'entrée :

« Pain blanc (environ 150 grammes), 0 fr. 05 ; viande ou poisson (environ 140 grammes) 0 fr. 20 ; légumes ou pâtes alimentaires, une forte assiétée, 0 fr. 10 ; soupe grasse ou maigre (80 centilitres), 0 fr. 10 ; dessert varié, 0 fr. 10 ; café, 0 fr. 10. Le pain est vendu au prix du pain acheté au boulanger, qui fait de fortes remises, pour être payé au comptant. La viande, de première qualité, est fournie par les meilleurs bouchers, heureux d'avoir un débit assuré du quartier de devant, difficilement accepté par la riche clientèle.

« Il y a chaque jour 4 ou 5 plats à choisir de viande ou de poisson, et 3 ou 4 plats de légumes ou pâtes alimentaires. Au prix de 0 fr. 60 le litre, on livre du vin à 9 degrés et demi, absolument pur. » Le prix en pourrait être aujourd'hui très abaissé.

Et bientôt un restaurant plus grand encore s'ouvrait dans le IIIe arrondissement de Lyon ; il y avait ainsi le restaurant des Brotteaux et celui de la Guillotière. Ces deux établissements ont également prospéré.

M. Mangini disait très justement dans sa communication : « Les services rendus par ces établissements ont été incontestables, et si cette création nouvelle a pu causer quelque préjudice, en leur faisant concurrence, à certains restaurateurs du voisinage, on peut dire que nous avons lutté à armes égales : nous avons eu les mêmes frais ; comme eux, nous payons la patente ; et nous avons en somme réalisé de bien suffisants bénéfices. En effet, étant donné en 1898, avec une dépense moyenne pour chaque client de 0 fr. 45 par repas, 528.950 francs de chiffre d'affaires, le bénéfice net réalisé après les amortissements s'était élevé à 34.322 francs ; soit à 6 fr. 49 p. 100. Chaque client avait dans la maison laissé en moyenne 2 centimes 8 dixièmes de bénéfice.

« Ces bénéfices persistants depuis la fondation tentèrent les spéculateurs. Pendant l'année 1899, de nombreuses Sociétés d'alimentation prirent naissance ; on calqua l'organisation de la Société d'une façon complète : mêmes jetons à l'entrée, même distribution de boissons et de vivres aux guichets intérieurs, mêmes salles, salle commune et salle réservée avec service et serviette ; même possibilité d'emporter les aliments, enfin exactement mêmes prix, et presque même enseigne. Souhaitons que les produits vendus soient également d'excellente qualité, et ce sera parfait, car dans aucune ville de France on ne pourra vivre à meilleur marché qu'à Lyon. Nos deux restaurants des Brotteaux et de la Guillotière attiraient leurs clients de tous les points de la ville; il est donc naturel que notre clientèle ait un peu diminué depuis la création de ces maisons nouvelles; peut-être diminuera-t elle encore, et nos bénéfices seront-ils quelque peu atteints, mais notre position est inébranlable : personne ne peut la détruire.

« Nous continuerons à donner le ton pour la qualité irréprochable des produits, pour la bonne tenue générale, pour la propreté absolue de nos cuisines et de nos salles. Nos concurrents ne devront pas faiblir sans quoi nos anciens clients éloignés auraient bien vite repris le chemin de nos cuisines. En attendant il y a peut-être 6.000 personnes à Lyon qui chaque jour peuvent se nourrir à des conditions jusqu'alors inconnues. »

D'un tel résultat, un homme, moins modeste que ne l'était M. Mangini, aurait pu se glorifier davantage. Car la création de cette concurrence était elle-même un grand bienfait. Peu à peu, de proche en proche, d'un petit restaurant à un autre, les prix de l'alimentation diminuèrent pour les travailleurs lyonnais, en même temps que s'améliorait la qualité des aliments, comme autour des habitations à bon marché, élevées par la même Société, beaucoup de propriétaires ou logeurs étaient forcés bientôt d'abaisser leurs prix. C'est un résultat semblable d'amélioration dans une partie de la vie matérielle qu'ont fini par obtenir en la France entière les très intelligents créateurs d'établissements, tels que le Bon Marché ou la maison Potin, les magasins similaires ayant été obligés d'établir leurs prix à un niveau voisin des leurs.

Bien des intermédiaires, comme bien des producteurs, se plaindront sans doute de gagner beaucoup moins. Mais il faut voir d'abord l'intérêt général, qui est ici l'abaissement des profits de quelques-uns au bénéfice des autres, et ces autres, c'est la classe infiniment nombreuse des consommateurs, surtout des petits consommateurs. Il ne faudrait pas cependant que les producteurs, ni les intermédiaires vinssent à trop perdre, mais il semble inutile aussi que leurs gains soient trop élevés. Peut-être un jour se fera-t-il ainsi, je ne dis pas une certaine égalisation, du moins un certain rapprochement des fortunes, celle des producteurs et des intermédiaires s'abaissant, tandis que celle des consommateurs, par conséquent celle de la classe la plus nombreuse, se relèverait un peu.

J'avoue que mon idéal pourrait être, au lieu du contraste trop violent de la grande richesse d'un côté et de la grande misère de l'autre, une sorte de *mediocritas aurea*, comme une moyenne du bien-être, l'infini des ambitions, des grands désirs étant transporté dès lors dans le domaine spirituel, dans celui des hautes jouissances, intellectuelles et morales; et ce serait un peu là, il me semble, la réalisation du rêve chrétien ou bouddhique. En effet le bouddhisme faisait un continuel appel à la *modération dans le désir*, mais dans le désir matériel, tout en offrant à l'homme une vie intérieure magnifique, une vie exaltée d'aspirations sans limite, et comme surnaturelle.

Commençons cependant par nous occuper de ces satisfactions de la vie matérielle, qui pour tous sont les plus urgentes, et qu'il importe de donner à tous d'une façon à peu près égale.

« Dans toutes les grandes villes, disait M. Mangini, sur 100 logements il y en a 70 au moins pouvant être classés dans la catégorie de ceux qu'il faudrait réformer, et sur 100 habitants il y en a certainement 70 dont l'alimentation ordinaire laisse trop à désirer. Or on ne peut loger ni nourrir immédiatement tout le monde, comme nous le voudrions ; mais on peut être utile à tous en établissant des groupes de maisons comme les nôtres dans chaque quartier ouvrier, et en créant des restaurants, pareils aux nôtres, dans chacun des centres de la population ouvrière. En effet, dès qu'un groupe de ces maisons est bâti, les loyers diminuent donc à l'entour de lui, et les propriétaires voisins restaurent leurs immeubles ; de même dès qu'une cuisine, comme les nôtres, est ouverte, tout s'améliore autour d'elle, la qualité et le prix de la nourriture. Pour obtenir ces résultats, il faut, ne l'oublions pas, offrir des logements parfaits aux prix demandés pour ces affreux réduits qui tôt ou tard devront disparaître, et il faut donner de la nourriture excellente aux prix des maisons alimentaires de la dernière catégorie ; or on le peut, nous l'avons démontré. •

« Mais toute association pour arriver à de tels résultats, devra se présenter en loyale concurrence devant les propriétaires ou industriels voisins — et M. Mangini ne se doutait pas qu'il répondait d'avance à certains de ses compatriotes, qui devaient demander la création et la régie par la Municipalité de restaurants populaires. — Cette association ne recevra donc aucune subvention, aucune faveur, et elle paiera l'intérêt du capital engagé ». Pour M. Mangini

la loi du 30 nov. 1894 ne paraissait même pas nécessaire, et il disait que « ce n'est pas avec un article
de loi, ce n'est pas avec quelques avantages accordés
que l'on amènera les constructeurs à bâtir ». « Il
n'y avait qu'un moyen, d'après lui, d'arriver à des
résultats en rapport avec de si grands besoins,
c'était de montrer au public qu'il y a dans la création des maisons à bon marché, comme en celles
de vastes maisons alimentaires, un placement de
tout repos : et les capitaux alors arriveraient en
abondance. »

M. le Dr H. de Rothschild, peut-être inspiré par
quelques idées que nous échangeâmes, fondait, le
1er mars 1905, son *restaurant populaire économique*
de la rue Damrémont, 61, le premier, et l'on s'en
étonnera, que l'on ait ouvert à Paris. Il le fondait à
l'imitation de ceux de Lyon et de Genève, pour qu'il
donnât aux ouvriers et aux petits employés, obligés
de manger dehors, une bonne nourriture à bas prix,
et aussi pour que les ménages pauvres pussent y
venir chercher leurs repas.

J'ai proposé au Dr de Rothschild de faire, en
son restaurant, ce que M. Mangini avait fait en l'un des
siens, ce qu'en un des restaurants de Genève on vient
de faire, d'en couvrir au moins les murs nus de
belles estampes colorées ou de gravures.

A ce restaurant on déjeune plus qu'on ne dîne.
L'affaire est en bonne voie; ainsi l'on espère arriver
cette année à solder le budget sans déficit, et certainement, s'il continue à être bien géré, ce restaurant
donnera des bénéfices. Pour 0 fr. 60 (c'est presque
toujours et partout le même prix, et souvent c'est
moins), on a du pain (0 fr. 10), un plat de viande
(0 fr. 20), des légumes (0 fr. 10), un dessert

ou du fromage (0 fr. 10), vin (demi-litre) (0 fr. 10).

Voici la carte du 21 décembre 1906 :

Le matin : bouillon ; bœuf; gras-double lyonnaise; veau marengo; petit salé aux choux ou roastbeef; pommes frites; haricots blancs; petits pois; lentilles bretonnes ; épinards ; brie ; port-salut ; gâteau de riz ; pruneaux : confitures ; gâteaux.

Le soir : bouillon ; bœuf ; ragoût de bœuf ; rôti de veau ; mêmes légumes et desserts que le matin (1).

Il y a quelque temps s'est fondé à Belleville un restaurant, à bon marché aussi. Il est l'œuvre d'une université populaire, que préside un architecte, M. Roux. Il paraît réussir, et le mérite. Il a cet avantage d'être une annexe de cette université, qui a sa bibliothèque, donne des conférences, des·concerts, et le fait profiter de ses nourritures et de ses plaisirs intellectuels.

Nous allons voir en quelques pays d'Europe d'autres restaurants populaires, moins rares qu'ils ne le sont en France, très nombreux même, et donnant tous un repas suffisant et sain, le plus souvent bien préparé, au même prix maximum de 0 fr. 50 ou 0 fr. 60. Mais l'on n'est qu'au début de ces créations, et il faut désirer que la généralisation et le développement en soient plus larges et plus rapides.

(1) *Revue Philanthropique*, 15 fév. 1907.

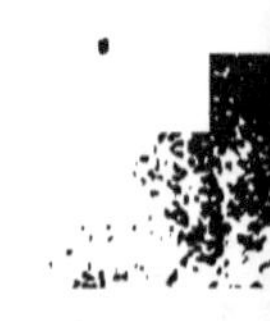

CHAPITRE V

L'ALIMENTATION A BON MARCHÉ. LES RESTAURANTS DE TEMPÉRANCE ET LES RESTAURANTS POPULAIRES EN QUELQUES PAYS ÉTRANGERS

Je fus chargé l'an dernier par le *Musée Social* d'une enquête en Suisse et en Allemagne sur l'alimentation à bon marché, et les restaurants populaires.

Voici quelques-unes des observations que j'ai recueillies sur ma route (1).

Très intéressante la création à *Genève* de ces restaurants populaires.

M. Wintsch, député suisse, en avait fondé un à la Chaux-de-Fond ; il voulut de ces restaurants aussi doter Genève. Aidé par le parti ouvrier, qui se montre en Suisse très pratique, il le fut encore par des Genevois d'intelligence et de cœur, M. Blondel entre autres.

(1) Je tiens d'abord à remercier pour tous les renseignements qu'avec tant de grâce et d'empressement ils m'ont bien voulu donner, M. de Coppet, consul général de France à Bâle, M. Lefaivre, consul général à Hambourg, M. de Valois, consul général à Leipzig, M. Bœufvé, consul à Brême, M. Ferrand,

Pour la réalisation du projet, des actions de 3 fr. furent offertes au public, ce qui permettait l'association à l'œuvre des ouvriers eux-mêmes. En juin 1889, une assemblée générale votait un capital de 4.704 actions, qui rapidement fut souscrit, et qui depuis s'est accru encore. Le 6 juin 1889, la *Société des cuisines populaires* se constituait. On pourra trouver leur histoire et leur organisation dans une brochure de M. Guillaumet-Vaucher, l'un de ses administrateurs (1).

Un local, prêté pour quelque temps par le Conseil d'État, devant être rendu, la Société se résolut à bâtir. L'État accorda un rabais sur le prix de vente du terrain; la Caisse d'épargne prêta 80.000 fr., fit remise de 1000 fr. sur les intérêts, et l'on construisait en 1902 rue Pécolat un grand immeuble qui coûta près de 200.000 fr. Si je cite quelques-uns de ces faits, c'est pour qu'ils servent d'instructions et d'exemples à notre démocratie, un peu en retard toujours pour ces fondations d'œuvres démocratiques. Dès 1894, les deux salles de restaurant recevaient pendant l'été jusqu'à 1500 personnes en un jour.

Depuis il s'est créé deux restaurants semblables, l'un aux Eaux-Vives, l'autre à Plain-Palais.

Des guichets à l'entrée vendent aux consommateurs des jetons différents pour les consommations servies dans les salles, et pour celles qu'ils emportent.

consul à Suttgard, M. le gérant du Consulat de France à Dusseldorf, M. Capdeuil, consul à Francfort, et à l'Ambassade de Berlin, M. Prinet et M. Seydoux, enfin M. de Livio, consul général à Amsterdam.

(1) Publié par l'imprimerie Kündig à Genève.

Deux tableaux indiquent le menu journalier et les prix.

Voici ceux des consommations dans les salles : pain (125 gr.), 0 fr. 05; fromage (40 gr.), 0 fr. 10; café 0 fr. 10 ; chocolat 0 fr. 15 ; soupe 0 fr. 10 ; légume 0 fr. 10 ; viande (100 gr.), 0 fr. 25 ; vin (1/2 litre), 0 fr. 25 ; (3/10), 0 fr. 15 ; (1/10), 0 fr. 05. Le prix des consommations à emporter est pour 1 litre de soupe de 0 fr. 15 ; pour 2 litres, de 0 fr. 25, pour deux rations de légumes, de 0 fr. 15.

Si l'on veut un dîner complet, on a pour 0 fr. 65 : pain (125 gr.); une soupe 0 fr. 10; une viande (100 gr.), 0 fr. 25 ; un légume 0 fr. 18; 3/10 de vin, 0 fr. 15. Les salles sont bien tenues. Une serviette, si on la désire, est payée 0 fr. 05. Assiettes, plats et bols sont chauffés l'hiver. Une salle est réservée aux dames. En 1895 le nombre des rations distribuées a été de 1.171.005. Après les légumes, c'est le pain d'abord, puis c'est la viande qui sont le plus demandés.

Ces cuisines populaires, comme celles de Lyon, ont eu leur crise. Elles avaient rapporté d'abord près de 20 0/0, et même plus, ce qui est étonnant; mais beaucoup d'ouvriers, après une époque de constructions fiévreuses, qui les avaient fait affluer à Genève sont partis, et les revenus ont baissé.

Les actions sont aujourd'hui remboursables; et elles ne donnent plus d'intérêts, les bénéfices étant désormais employés à l'accroissement du fonds de réserve et à des améliorations progressives. Ce furent donc le fonds de réserve et les améliorations projetées qui perdirent seuls à la chute momentanée du chiffre des affaires. On aurait pu depuis longtemps rembourser toutes les actions, si l'entreprise alors n'était devenue *res nullius*.

Un *bar automatique* près de la grande gare de Genève dans la rue de Mont-Blanc, débite, à des prix inférieurs à ceux de ces bars dans Paris, du chocolat, du café, qui sont bons ; la tasse de chocolat ou de café ne coûte que 0 fr. 10, et à Paris coûte 0 fr. 20. Ce bar débite à peu près tout ce que l'on trouve en ces établissements très utiles, et qui devraient se multiplier. Mais celui de Genève a tort, comme les autres, de vendre trop d'alcools, bien que ce soient les boissons chaudes, qui généralement y sont le plus en faveur.

La différence des prix de loyers fait pour ces bars la différence des prix de leurs consommations.

A Genève, une Société aussi, liquidée aujourd'hui, avait créé des *salles de rafraîchissement ;* elles ont été rachetées et sont tenues aujourd'hui par des particuliers. Ces *salles de rafraîchissement* ne donnent que des tasses de café, de thé, de chocolat à 0 fr. 10, et toutes font de bonnes affaires. Il y en a 4 ou 5.

A *Zurich*, ce qu'aura su faire à force de dévouement aux intérêts populaires, et de persévérance, et de volonté généreuse, *l'Association des dames pour la tempérance et le bien du peuple (das Frauenverein für mässigkeit und volkswohl)* est bien remarquable.

L'Association s'est fondée en 1893 pour combattre l'alcoolisme, et des messieurs de la ville lui apportaient aussitôt leurs conseils et leur aide. Ses débuts furent difficiles, mais son succès bientôt devint très grand.

L'Association n'avait à l'origine réuni que 17.000 fr. depuis elle a reçu 75.000 fr. Son capital en 1905 n'était encore que de 20.000 fr. ; car si elle avait 860.000 fr. de passif, elle avait 880.000 fr. d'actif ; mais elle avait, depuis sa fondation, créé 8 restaurants et des cafés dans Zurich, enfin un *Kurhaus*, dont je parlerai, hors de la ville.

Les 8 restaurants reçoivent de 5 à 7000 clients par jour; les plus grands de 1000 à 1200.

Le *mittagessen*, le dîner, est de 0 fr. 40, 0 fr. 60, 1 fr. ou 1 fr. 50. Le repas de 0 fr. 40 est le plus demandé; il se compose d'un potage, d'un plat de viande, d'un plat de légume et d'un dessert. Les portions sont plus copieuses pour 0 fr. 60. On peut dans ces restaurants manger aussi à la carte.

Ici, ni intérêts ni dividendes. Tous les bénéfices de l'Association, qui n'a en vue que le bien public, sont utilisés, après les amortissements réglés, à augmenter le fonds de réserve, à créer des œuvres nouvelles, à améliorer les anciennes, à améliorer aussi le sort des employés.

L'Association gagne sur tous ses dîners, et sur ceux mêmes de 0 fr. 40 Elle tient justement, comme y tenait M. Mangini, à ce que tout le bien fait par elle ne lui coûte rien, et même qu'il rapporte, pour qu'elle puisse en faire plus encore.

Avec ses 8 maisons, l'Association fait des recettes moyennes journalières de 4 000 francs, contrastant avec celle du début, qui fut de 22 francs. En tout, d'après un rapport, depuis l'origine jusqu'à la fin de 1904, en dix ans, l'Association aura fait 4.936.000 fr. de recettes, et aura eu 4.426.000 francs de dépenses, ce qui fait donc 510 000 francs de bénéfice.

Je vois dans un autre rapport que, de 1898 à 1900, la moyenne des consommateurs avait été par an de 950 000 environ; et que le bénéfice net laissé par chacun d'eux avait été en moyenne de 0 fr. 03 à 0fr. 05. Ce sont les gouttes de pluie qui font les grandes rivières ; et 0 fr.03 ou 0 fr.05 de bénéfice, c'est assez pour que de telles œuvres prospèrent, pourvu bien entendu que leur clientèle soit nombreuse, que la gestion en soit parfaite, que la direction en soit active, intelligente, généreuse, et en haut, toute désintéressée.

De bonnes nourritures, saines, bien préparées et dont on a vu le prix, des salles largement éclairées, décorées agréablement, souvent avec art, comme au restaurant de *Charlemagne*, des salles avec pianos, pouvant être louées pour des réunions et des fêtes, des journaux et des brochures et des livres, mis, comme dans les hôtels, à la disposition du public, partout une propreté parfaite, cette propreté, si nécessaire toujours, qui contribue à la beauté des choses, comme à celle des êtres, eurent vite fait d'attirer à ces restaurants cette grande clientèle, où sont représentées aujourd'hui presque toutes les classes. Or c'est à cela que nous tendons nous-même pour ces restaurants à bon marché que nous rêvons de voir se fonder un jour à Paris ; nous ne voudrions pas qu'ils fussent destinés seulement à la classe ouvrière ; nous les imaginons s'ouvrant également *pour tous*, comme ces maisons à bon marché, telles aussi que nous les préparons.

Les restaurants de Zurich luttaient contre l'alcoolisme : ils devaient donc s'aménager aussi bien sinon mieux, et donner aussi bon, sinon meilleur, que les brasseries, cafés ou restaurants recevant la même clientèle.

Tous ces restaurants dans de beaux immeubles, dont deux en ville appartiennent aujourd'hui à la Société, ne ressemblent en rien à des restaurants pauvres, ou de pauvres. A *Charlemagne*, dans l'une

des salles, des peintures décoratives rappellent des
paysages ou des costumes nationaux suisses.

Après la création, en 1898, du restaurant *Charlemagne*, et près de la grande gare de Zurich, dans
la Seidengasse du *Volkshans zum blauen Seidenhof*,
l'*Association des dames de Zurich* s'honorait plus
encore par la fondation du *Volks Kürhaus auf dem
Zurichberg*.

C'est pour le peuple un restaurant et un hôtel de
cure d'air à bon marché. Cet hôtel-restaurant s'é-
lève au penchant du Zurichberg ; et de cette hauteur
on découvre un panorama merveilleux sur la ville
son lac, et au fond du lac sur le glorieux horizon des
cimes de l'Oberland, éternellement blanches de
glaciers et de neiges.

L'hôtel touche en arrière à une forêt de sapins,
bien entretenue par les soins de la *Ligue pour l'em-
bellissement de Zurich, Verschönerung Verein*. Nous
aurions grand besoin d'une ligue semblable pour
beaucoup de nos villes de France, afin qu'elle s'op-
pose tout au moins à leur enlaidissement pro-
gressif.

Là ce ne sont pas seulement des nourritures saines
et à bon marché que l'on trouve, c'est aussi de l'air
pur, c'est de la joie pour les yeux, pour la pensée,
pour l'âme, par conséquent de la santé.

Fort beau et parfaitement aménagé est ce *Kurhaus*
avec ses toits pittoresques dans le goût suisse, sa
terrasse qui a vue sur ces lointains lumineux, sa
vaste salle de restaurant et de réunions, et ses
autres salles de billard, de lecture et de restaurant
pour les pensionnaires, enfin dans le sous-sol ses
bains et ses douches.

A ce *Kurhaus* une foule nombreuse, on le devine,

afflue tous les dimanches d'été, venant y respirer un air vif, salubre, au lieu de cet air épais, enfumé des brasseries, où tant de familles viennent s'entasser ailleurs.

Le lait, le thé, y coûtent 0 fr. 10 la tasse; le reste est à l'avenant, mais toutes les boissons servies sont sans alcool.

Ce *Kurhaus* a des pensionnaires ; le prix de la pension est de 3 fr. 50 par jour.

De telles œuvres, réussissant très bien, comme les restaurants, le Kurhaus de Zurich, comme d'autres ailleurs quelque peu semblables, comme aussi et surtout ces cités idéales pour les ouvriers que sont Port-Sunlight, Bournville, causent de l'allégresse, rendent un peu de confiance et d'espoir à ceux qui, ayant la pitié des souffrances de la foule humaine, les veulent alléger, et qui ont aussi la préoccupation de ce vieil état d'animalité, où une partie d'elle s'attarde et se traîne encore. C'est que de pareilles créations annoncent pour elle, en un prochain avenir peut-être, après, sans doute, bien des tourmentes nouvelles, une existence meilleure, moins sombre et moins grossière, s'épanouissant enfin dans plus de clarté et dans plus de joie. Mais il semble que ces victoires sur des fatalités séculaires seront dues surtout à l'effort d'hommes de science, et encore d'hommes et de femmes de cœur, s'associant, à l'ordinaire travaillant sans bruit, avec un parfait désintéressement, et la plupart du reste ignorés de cette foule, dont ils font ou feront un jour le salut.

L'Association comprend des membres actifs, qui la dirigent, et seuls ont le droit de suffrage ; et des membres passifs, qui paient une cotisation d'un franc, n'ont qu'une mission de propagande, mais tous les deux ans sont conviés aussi à une assemblée générale.

Nous trouvons dans toute la Suisse ces cafés et ces restaurants *de tempérance*, et même des cantines, de simples buvettes où l'on ne sert pas d'alcools, cafés et restaurants, très en faveur aussi en d'autres pays, en Angleterre surtout, où ils ont rendu à peu près inutile, par la modicité de leurs prix, l'introduction des bars automatiques ou économiques (1).

Il y a en Suisse plus de 500 établissements de tempérance et où l'alimentation est donc toujours à bon marché.

A· Lucerne les *Bons Templiers* ont ouvert le bel hôtel *Helvetia*, où l'on trouve des repas entre 0 fr. 60 et 1 fr. 20, et des chambres depuis 1 fr. 50.

Toutes ces créations font honneur à la République helvétique, puisque chez elle comme en France, moins qu'en France cependant, l'alcoolisme est devenu une maladie sociale si redoutable.

Le principe des ligues alcooliques est la complète abstinence des boissons alcooliques, et des arguments excellents ont été présentés pour leur interdiction absolue dans les restaurants populaires.

Il est certain que ces restaurants de tempérance rendent les plus grands services, d'abord par la modicité de leurs prix, puis en apprenant que l'on peut vivre, et agréablement même, sans ces alcools, qui à partir d'une certaine dose deviennent des poisons, — comme toutes choses du reste, la dose physiologique dépassée, le travail lui-même.

(1) Voir l'excellente brochure de M. Pignolet, les *Restaurants de tempérance* (Broch. in-8°, imprimerie Gambard, Paris, 1904). Je m'en suis beaucoup aidé en la rédaction de ce chapitre.

Mais les *restaurants et cafés de tempérance* ne semblent pas devoir réussir en France, du moins sous cette enseigne. Il faudrait commencer par la changer, ainsi les appeler *restaurants ou cafés à bon marché sans boissons alcooliques*. Ne faut-il pas toujours en ce qu'on entreprend tenir compte de l'incommensurable bêtise humaine? or je crains que l'on ait grand'-peine à faire accepter, publiquement du moins, une vertu comme la tempérance de ce fanfaron de vice, et de cet homme *libre*, qu'est le Français d'aujourd'hui, nullement du reste, je le crois, plus vicieux et plus intempérant que bien d'autres.

Les *restaurants végétariens*, qui existent fort nombreux à Londres, et qui devraient exister partout, pourraient être, ou quelques-uns d'entre eux, des restaurants de tempérance, ce que du reste ils sont souvent. Le bon marché de leur nourriture, généralement excellente, très savoureuse, le charme de leur aménagement, si l'on imitait certains de ceux que j'ai vus en Angleterre, la qualité parfaite, le goût exquis du café, du cacao, ou de toute autre boisson que l'on y trouverait, en remplacement des boissons alcooliques, pourraient leur attirer bientôt une assez large clientèle. Et à cette clientèle ordinaire se viendrait certainement ajouter une autre toute spéciale, celle des arthritiques, — or ils sont légion dans nos villes, — de ces artérioscléreux, de ces néphritiques, enfin de ces malades, plus ou moins malades, à qui le régime végétarien ou le régime lacto-végétarien sont prescrits. Je parle ici bien entendu, — car en presque toute chose *in medio stat res*, — du régime végétarien non absolu, plutôt mixte. Mais les restaurants populaires que je désire pour Paris, pour nos villes les plus peuplées, pour nos grands centres industriels surtout, ne pourront jamais sans doute être des restaurants de tempérance comme ceux de la Suisse.

Un vin de France léger, naturel, excellent, et des bières également françaises (1) et légères, y seraient admis seuls, si ces restaurants du moins étaient ce qu'ils devraient être, ce que je voudrais qu'ils fussent. Dans les vins, dans les bières, la quantité d'alcool ne pourrait dépasser telle dose, qui pour un litre, par repas, serait la dose physiologique convenant à un travailleur. Comme médecin et comme Français, je ne puis, exagérant les principes et les poussant à l'absurde, faire la guerre à nos vins de France.

En attendant la tempérance ou la modération dans l'usage des vins et des alcools, je parle des alcools non toxiques, et ils sont rares, tempérance, modération qui, je l'espère, sera quelque jour acceptée sinon de tous, de beaucoup au moins, il faut donc reconnaître les grands mérites de ces restaurants si en faveur hors de chez nous, et un de leurs mérites d'abord étant leur bon marché, nous ne pouvons qu'en désirer et encourager la création partout où elle sera possible.

La question de l'alcoolisme et par conséquent de la tempérance devient tellement grave, que je ne pouvais m'en désintéresser ici. Par bien des points du

(1) Selon moi, il faudrait en tout pays ne boire jamais que la bière du pays. En France, il en est beaucoup aujourd'hui qui valent les meilleures de l'Allemagne, et souvent valent mieux, étant donné ce qu'on ajoute aux étrangères pour les conserver et leur permettre le voyage. Je pourrais en faire aussi une question de patriotisme, qui compte ailleurs, et doit encore compter chez nous. Pourquoi donner chaque année tant de millions à l'Allemagne pour sa bière, que sans doute je trouve exquise, mais chez elle?

reste ne la voit-on pas pénétrer d'elle-même en mon sujet, qui, pour le résumer d'un mot, est l'amélioration de toute la vie populaire ?

Mme Orelli, l'une des généreuses créatrices et directrices des œuvres de Zurich, faisant valoir pour le bien général la fondation de ces restaurants et de ces cafés où l'alcool est interdit, demande en plus qu'ils soient agréables et deviennent des sortes de *clubs* pour le peuple ; et il y trouverait des distractions variées, saines aussi, d'abord de l'air pur, sinon au voisinage des forêts ou des montagnes, comme au Kurhaus de Zurich, au moins en des jardins s'étendant autour d'eux. Ceux qui sont, ainsi que moi, protecteurs en France des *espaces libres*, ne peuvent que penser comme elle. Je pense de même encore que Mme Orelli, quand elle dit que « le degré de perfectionnement d'un peuple peut être mesuré à la nature de ses distractions» (1). Or quelles sont trop souvent les nôtres ; et l'ignoble *music-hall*, avec son atmosphère doublement viciée par ce qu'on y respire et ce qu'on y entend, avec ses débits d'alcools et généralement d'ordures, dont toute une foule s'imbibe pendant des

(1) Je faisais remarquer, en un de mes livres, la distance de nos démocraties modernes à celle d'Athènes, par exemple, où le *Music-Hall*, c'était le théâtre qui jouait les *Perses*, le *Prométhée* d'Eschyle, ou l'*Antigone* de Sophocle. L'énormité aujourd'hui de nos démocraties, le régime qui donne au nombre le pouvoir de faire la loi, ce nombre, comme le darwinisme le démontre, étant mené d'abord par les instincts les plus grossiers, les plus communs, dans les deux sens du mot, et qui *naturellement* restent puissants toujours en cette humanité d'origine animale, la quantité aussi, en de telles foules, de tous les déchets humains, mais que la science, je le crois, parviendra quelque jour à diminuer, tout cela, et d'autres raisons sans doute, fait la différence de nos démocraties avec celles d'Athènes, de Florence ou de Venise, qui était une aristocratie du reste.

heures, serait-il « la mesure de notre degré d'abaissement ? » Mme Orelli demande ainsi pour toute la foule populaire ce que je ne cesse de demander moi-même, des sortes de fontaines de joies, mais de joies saines, non empoisonnées. Et elle ajoute : « Pour l'avènement et le triomphe de ces idées, je m'adresse particulièrement aux femmes. Comptez le temps que beaucoup d'entre elles, qui ont assez d'intelligence et d'âme pour mieux faire, perdent cependant, à ne rien faire ou à ne s'occuper que de futilités, de vanités, tandis que des plaies saignent qui restent sans remède... Et de pareilles tâches répondraient bien à la mission de la femme... Mais ici cette mission exige plus que des sentiments généreux, elle exige de l'énergie, du travail, une intervention personnelle et désintéressée, et il s'ensuit que nous devons nous préoccuper davantage de son éducation générale. »

Le même appel serait à faire à nos femmes de France, et je le leur adresse. Oui, elles doivent aider en leurs efforts ceux qui travaillent pour la vie et la régénération de la race. N'est-ce pas à l'entretien de la vie, à celui de la race, symbolisé autrefois par la flamme sainte du foyer, que la femme est préposée par la société, comme par la nature ?

« On parle beaucoup de ses droits, dit Mme Orelli, un de ses droits les plus nobles est de se donner à elle-même toute sa valeur, et ainsi de prendre part aux grandes tâches éducatrices de notre époque. »

Revenant aux restaurants de tempérance, je reconnaîtrai qu'ils ont des mérites spéciaux, que n'ont pas les simples restaurants populaires.

« Toute idée, comme celle de l'antialcoolisme, dit justement M. Pignolet, a besoin pour s'imposer, pour entrer dans la vie journalière, de se traduire par quelque œuvre visible; et les cafés ou restaurants de tempérance constituent pour l'antialcoolisme une sorte de réclame permanente.

« On ne détruit que ce qu'on remplace, on ne substitue des créations nouvelles aux anciennes qu'en les dépassant : et ainsi la meilleure manière de combattre le débit d'alcool est de faire mieux que lui. » J'insisterai sur cette idée. Il importe grandement en effet, pour bien attaquer et combattre l'alcoolisme, qu'aux innombrables tentations, qui s'offrent partout à la population ouvrière, du cabaret, de l'assommoir, du bar, soient opposées celles de cafés ou de restaurants plus confortables, mieux décorés, plus attirants et agréables, et où, à des prix souvent moindres, on lui offre des nourritures et des boissons excellentes, en place de la maladie et de la mort.

Puisque certains gouvernements n'osent pas toucher à ces bases de leur pouvoir actuel, à ces comptoirs du marchand de vins et d'alcools, puisqu'ils laissent, pour régner, tous ces poisons dégrader, avilir, tuer la race, n'ayant le souci que d'intérêts électoraux, et non celui de la patrie, il faut donc que par tous les moyens possibles, nous-mêmes, nous détruisions cependant ce qu'ils ne savent et ne veulent pas détruire (1).

(1) La consommation des liqueurs, absinthe et autres spiritueux composés, qui n'était, en France que de 29.192 hect. en 1873, atteignait en 1897 311.952 hectol. A Paris 32.000 licences ! un cabaret, dit-on, tous les 31 mètres !

Avant 1880, nous avions en France 335.005 cabarets ; nous en aurions aujourd'hui 475.000. En même temps les statistiques signalent une augmentation grave des cas de folies, de suicide et de meurtres, 70.000 par exemple au lieu de 47.000.

M. Charles Dupuy, ancien président du Conseil, dans une conférence récente contre l'alcoolisme, reconnaissait que de

Une telle intoxication, en des pays gouvernés par le suffrage universel et où il est appliqué sans atténuation, une telle intoxication, chronique ou aiguë le vicie plus encore, chacun le sait ; et si l'on veut sortir un jour de la folie, de l'incohérence, de l'absurde, endémiques, du reste, en tant de pays comme au nôtre, il faudra bien à tout prix en finir d'abord avec l'alcoolisme, quelque peu responsable de tout ce qui se voit en la vie publique d'absurde, d'incohérent et de fou. Un tel état de choses ou un tel état d'âme, est-ce vraiment ce que l'on ose appeler l'affranchissement du peuple, et le triomphe par la Révolution, et depuis elle, de la Raison humaine ? Oui certes, nous voulons autre chose et mieux pour la démocratie, pour la patrie, pour la race.

Un ouvrier anglais disait dans une lettre citée par M. Manny, en un rapport, présenté au premier Congrès national contre l'alcoolisme, en 1903 :

« Tant que l'on n'aura pas amélioré les conditions sociales qui, dans la plupart des cas, poussent l'ouvrier au cabaret, soyez assurés que l'on n'arrivera jamais à bannir l'eau-de-vie de ce monde. » Rien n'est plus juste. Je trouve aussi dans les «Pages libres» (*Le problème de l'alcool*), des observations à peu près analogues, et qu'il me paraît utile de reproduire :

1850 à 1906 la consommation de l'alcool en France avait plus que doublé ; que dans nos hôpitaux sur 100 tuberculeux 60 sont des alcooliques, et que le nombre des aliénés alcooliques est proportionnellement tout aussi élevé, enfin qu'à Paris il y a un débit par 3 maisons. Le législateur commence à s'émouvoir, assez peu sans doute ; je ne vois pas qu'il réclame l'urgence sur un tel péril national. Voilà bien des années cependant que l'on a poussé le cri d'alarme, sans qu'il ait voulu l'entendre, le bruit fait par la politique couvrant tout, l'intérêt électoral primant tout, même l'intérêt du pays.

« On désigne sous le nom d'alcoolisme un ensemble de phénomènes d'empoisonnement, dont l'alcool n'est qu'en partie la cause ; et il conviendrait peut-être de parler de l'intoxication générale par « la maison à boire » (avec ses conditions antihygiéniques, le tabac, le jeu par exemple), plutôt que par l'alcool à lui seul.

« La fréquentation des débits (de quelque nature qu'ils soient, café, ou marchand de vin) correspond à une nécessité de la vie chez ceux qui les fréquentent ; et le remède efficace semblerait être dans la création d'établissements offrant les mêmes avantages sans leurs inconvénients, par exemple de restaurants ne servant que des boissons hygiéniques, avec salles de lecture et de réunion à l'usage des ouvriers.

« Et l'alcoolisme de la classe ouvrière n'étant qu'une des conséquences peut-être de sa mauvaise situation économique, il y aurait lieu d'en vouloir la transformation radicale (1).

« Mais malgré toutes les phrases et tout le pharisaïsme officiel, l'alcool étant une source abondante de revenus fiscaux, et ses gros producteurs étant des personnages très importants, l'intervention de

(1) Mais l'alcoolisme n'est pas qu'un vice ouvrier, il est aussi un vice bourgeois, pour bien des causes, qui sont autres, ainsi la médiocrité de la vie et l'ennui en nos villes de province. La cause du mal étant complexe, il faut des remèdes qui le soient aussi. C'est pourquoi tout en s'occupant de modifier les conditions de l'existence pour les classes ouvrières, d'améliorer pour elles le logement et l'alimentation, afin d'éveiller chez elles le goût, la curiosité de jouissances supérieures aux seules jouissances matérielles, nous tentons avec les Fédérations régionalistes de ranimer et de réveiller en nos provinces « toutes les manifestations de la vie ». Voir le programme de l'*Action régionaliste*, dont le directeur est mon éloquent et vaillant ami Charles Brun.

l'État peut être d'ici à longtemps considérée comme chimérique en la question, et toute mesure sincèrement et pratiquement antialcoolique comme révolutionnaire, en ce sens qu'elle tendrait à modifier des conditions sociales, dont l'alcoolisme n'est souvent que la conséquence (1). »

Je continue mon voyage en Suisse et mon enquête.

Il existait en 1905, à *Bâle*, cinq œuvres d'alimentation à bon marché :

1º La plus ancienne, l'*Allgemeine Speiseanstalt* date de 1868. Elle ne possède qu'un établissement à Petit-Bâle, qui est le quartier ouvrier. Les repas de midi sont de 0 fr. 50 et 0 fr. 30.

2º Les *Kafeehallen*, œuvre fondée en 1880, cafés de tempérance, sont au nombre de trois, dont l'un au centre de la ville et deux à Petit-Bâle. L'on y trouve des boissons non alcooliques, et des œufs, des saucisses, du fromage, le tout à des prix inférieurs à ceux des cafés et brasseries de la ville. Les bénéfices annuels sont assez importants.

3º Les *Speiseanstalten des Centralbahnhofes*, cantines réservées aux employés des chemins de fer fédéraux, l'une à la gare des voyageurs, l'autre à celle des marchandises, ont été créées en 1883. Dotée d'un fonds de réserve de 40.000 fr. qu'il lui est interdit d'accroître, cette institution ne vise qu'à couvrir ses frais ; aussi les prix de pension sont-ils très bas, 1 fr. 30 et 1 fr. 20 par jour pour 3 repas, dont deux avec viande et celui du midi avec 2 décilitres de vin.

---

(1) Cet article des *Pages libres*, publication socialiste, est signé *un fonctionnaire*. J'adresse tous mes compliments à ce fonctionnaire anonyme, qui pense librement.

4° *L'Actiengesellschaft für speisenwirtschaften*, est une société par actions fondée en 1886 ; elle possède 2 immeubles, l'un en ville, l'autre à Petit-Bâle. Le minimum du prix des repas (soupe et 2 légumes), est de 0 fr. 35. Les affaires de cette société sont peu prospères, par suite des dépenses élevées de premier établissement, non amorties encore.

Le *Verein fur mässigkeit und volkswohl*, est une société de tempérance qui s'est constituée en 1898 à l'imitation de celle de Zurich ; elle reçoit du gouvernement cantonnal une subvention annuelle de 500 francs. Nous pensons qu'il est toujours mieux, puisque la chose est possible, et quand elle est possible, que ces sociétés se passent de toute subvention permanente, venant des Municipalités ou de l'État. Avec des ressources modestes, mais grâce à une excellente administration, elle peut entretenir aujourd'hui deux restaurants et deux cafés. Le prix minimum du repas est de 0 fr. 60. L'un de ces établissements est installé dans un bel immeuble, appartenant à la *Croix bleue* suisse.

Je passe en Allemagne.

A *Dresde*, il y a quatre *Volksheim*, ou *Maisons du peuple* organisées par la société du *Volkswohl* (le Bien-être du peuple). On peut avoir un dîner pour 25 pf. (0 fr. 30) (1). Il y a là des jardins, où peuvent jouer les enfants, et des salles pour conférences, cours ou concerts. La société fait des bénéfices.

A *Munich*, les *Volksküchen*, cuisines populaires, sont au nombre de quatre, qui fonctionnent avec un

____

(1) 100 pf. équivalent à 1 fr. 25.

plein succès ; on y distribue des portions variant de 5 à 15 pf. (0 fr. 06 à 0 fr. 18). La clientèle s'y compose d'employés, d'ouvriers, parfois d'étudiants.

Des dames patronnesses président aux distributions, goûtent les plats, assurent le bon ordre.

Le système des bons, comme ceux de la Société philanthropique parisienne, a été adopté par cette Société.

Pas de boissons alcooliques, de vin même. Le budget de ces *Volksküchen* s'équilibre.

Il existe à *Stuttgard* des *Cuisines populaires* qui ont été créées, il y a environ trente ans. Les fonds pour leur création et leur entretien ont été et sont fournis par des dons, des cotisations, et par le produit de fêtes de bienfaisance. L'entreprise est en bonne voie. Il existe aussi à Stuttgard, comme en toute l'Allemagne, des *Cuisines scolaires*, dues également à l'initiative privée. Les enfants jusqu'à 16 ans y trouvent à midi un repas pour 10 pf.

Mais la vie a fort renchéri en Allemagne et, ainsi en cette ville, depuis l'application des nouveaux traités de commerce. Tous les objets d'alimentation de première nécessité sont en hausse aujourd'hui par la faute de la politique protectionniste, qu'également il faut condamner en France, et qui en Allemagne a été inaugurée dans l'intérêt des agrariens. Maintenant toutes les chambres de commerce réclament la réouverture des frontières à l'importation du bétail (1).

Pour la viande de boucherie, les prix du marché de Stuttgard sont en général plus élevés que ceux de Paris, trop élevés déjà, en partie pour les mêmes raisons.

(1) Le prix des repas, dans les restaurants, est aujourd'hui majoré de 30 0/0.

A *Hambourg*, il existe peu de Cuisines populaires importantes. Les innombrables restaurants et brasseries où les consommations sont à bon marché paraissent suffire à la population. Toutefois, dans le port franc, j'ai vu pour les marins et les ouvriers un restaurant que l'État de Hambourg soutient et contrôle. Il en a construit le bâtiment et l'a affermé pour un prix inférieur à sa valeur locative, mais sous la condition que les nourritures y seraient à très bon marché, et le contrat en a déterminé les prix. Ce restaurant est vide le soir, la plupart des ouvriers quittant le port, au sortir du travail. Pour 0 fr. 50, on y trouve un beau morceau de rôti, des pommes de terre ou un autre légume, et un grand verre de bière.

En général la nourriture de l'ouvrier hambourgeois parait coûter moins que celle de l'ouvrier parisien, qui a plus d'exigence.

On sait.que dans presque toutes les classes en Allemagne on ne prend guère qu'un grand repas chaud, par jour, de midi à 2 heures. Le repas du soir est froid : c'est le souper, qui dans la classe populaire se compose de jambon, de charcuterie et de bière ; dans les classes plus élevées, de viande froide, de salade, de légumes et de thé (1).

La nourriture large et saine d'un ouvrier hambourgeois ne paraît pas coûter plus d'un mark

---

(1) Le *mittagessen*, le dîner, est donc copieux; mais, tandis que leur *abendessen*, le souper, est plutôt modeste, nous faisons chaque jour 2 repas importants, presque égaux en quantité et qualité, ce qui est trop. Cependant la réputation de gros mangeurs, surtout de gros buveurs, faite aux Allemands, ne paraît pas tout à fait exagérée, quand on voit dans les brasseries sans nombre et dans les *Aschinger*, par exemple, à Berlin ce que l'on mange et ce que l'on boit.

ou 1 m. 20 par jour, c'est-à-dire 1 fr. 20 ou 40.

La plupart des grandes et innombrables *brasse-ries-restaurants*, à Hambourg, ont des jardins, quelquefois assez vastes, ombragés de beaux arbres ; et il y a là, pour les familles ouvrières, un avantage qui leur manque et leur a manqué depuis trop longtemps à Paris, où les constructions ont empiété chaque jour davantage sur les *espaces libres*, par des besoins d'argent, primant les besoins d'hygiène.

A *Brême* 6 maisons servant du café et des aliments, *Volkskaffeen und Speisehauser*, ont été fondées par la *Société brêmoise de tempérance*, le *Mässigkeits Verein*.

La Société brêmoise des cuisines populaires en a créé une, et trois pour enfants.

Les *Cafés et restaurants de la Société de tempérance* sont élégants, et les prix en sont fort modiques, ainsi une portion de soupe avec légumes et viande se paie 30 pf., une portion de pommes de terre en robe de chambre avec hareng et sauce, ou une salade de pommes de terre avec cornichons, 20 pf. Des journaux, des revues, des livres, du papier à lettre, des jeux de dominos et autres sont à la disposition des clients. Ils sont ouverts de 6 h. du matin à 10 h. du soir. Une grande affiche publie les menus.

Les Cuisines populaires, soutenues également par des subventions particulières, que je préfère toujours à celles des Municipalités ou de l'Etat, donnent un repas pour 30 pf., qui consiste en une soupe, un plat de viande et de légumes. Pour 10 pf. on a un plat de légumes dans lequel de la viande a été bouillie. Des tasses de lait caillé, nourriture excellente, coûtent 20 pf., de chocolat 10 pf., de café ou de lait 5 pf.

Les *Cuisines populaires pour enfants* donnent des abonnements à 6 repas pour 50 pf.

Je descends à *Leipzig*, avant d'arriver à Berlin.

Les *Réfectoires municipaux, Stædtische Speiseanstalten*, et les *Volksküchen, les Cuisines populaires*, sont dus à l'initiative privée et ont à peu près le même fonctionnement. Le qualificatif de *municipaux* donné à ces réfectoires se justifie cependant par ce que la Municipalité les aide, que, tous les ans, leurs comptes sont soumis à l'administration municipale, et que leur Président doit toujours être un conseiller de la ville : c'est actuellement M. le Dr Schanz ; et je le remercie à nouveau, ainsi que M. le Consul général de France, pour les renseignements qu'ils m'ont si gracieusement fournis.

La fondation de la Société due à un groupe de personnes charitables remonte à 1849. C'est, dit le Dr Schanz, la plus ancienne institution de ce genre en Allemagne, et peut-être en Europe.

La Société a des réfectoires installés dans des quartiers différents. La Municipalité met gratuitement à la disposition de la Société les locaux qu'elle habite, et elle accorde aussi des subventions pécuniaires, mais sans que le chiffre de ces subventions soit régulièrement fixé. Le but charitable de l'entreprise, dit M. le Dr Schanz, suffit déjà pour intéresser la Municipalité ; mais elle a tout intérêt encore à soutenir ces réfectoires, car la tâche de l'assistance publique municipale s'en trouve allégée.

Les résultats financiers de l'entreprise sont très bons ; il y a toujours á la fin de l'exercice un excédent de recettes, réservé ou employé en améliorations.

La surveillance de chaque maison est exercée à

tour de rôle·par les membres de la Société, dont l'aide est gratuite.

Les consommateurs, là aussi, vont eux-mêmes chercher leur repas au guichet de la cuisine, mais en raison de leur foule, le temps maximum de séjour aux réfectoires n'est que d'une demi-heure, bien que ces réfectoires soient très vastes.

Le menu se compose d'une portion très abondante de viande et de légumes. Le prix est en tout de 20 pf. On peut prendre des abonnements, qui réduisent le prix à 18 pf., mais le Dr Schanz se propose de faire supprimer cette réduction.

L'œuvre a les rentes d'un certain nombre de fondations. Je crois et j'espère que tôt ou tard beaucoup de donations et de legs prendront la route de ces œuvres philanthropiques et démocratiques, au lieu d'aller toujours, moins utilement parfois, aux mêmes institutions d'assistance ou à des Académies.

Un 3e réfectoire doit être ouvert depuis quelque temps dans le faubourg de Crottendorf.

Les menus des repas, publiés d'avance dans les journaux de Leipzig, sont très lus ; et la clientèle accourt plus nombreuse quand elle y trouve un de ses plats favoris, par exemple des *Klœse*, sortes de boulettes de pomme de terre et de farine très goûtées du peuple en Allemagne. La cuisine est préparée avec un grand soin, et le Dr Schanz se plaît, lorsque son tour de surveillance est venu, à prendre ses repas en l'un de ces restaurants.

Il est bien entendu que de ces réfectoires, comme de tous les restaurants populaires, on peut emporter des portions ou des repas entiers.

Cette œuvre très belle, bien gérée depuis son origine, prospère toujours et grandit.

Nous voici à *Berlin* (1).

Je signalerai d'abord certaines œuvres d'assistance qui me paraissent entrer dans le sujet de cette étude.

En hiver les *Warmehallen* fournissent aux malheureux, dans des *halls* bien chauffés et ouverts tout le jour, des repas et des boissons chaudes. Ils y trouvent aussi des vêtements pour remplacer les leurs, et des ouvriers pour les réparer.

Je voudrais à Paris, qui vraiment les pourrait entretenir, de grands *halls* semblables ; et le musée du Louvre ne serait plus alors *l'asile de jour* des miséreux sortant des Asiles de nuit (2).

Les bons, pour ceux qui ne peuvent les acheter ou n'en ont pas reçus, leur sont glissés souvent dans la main par le gérant de ces asiles.

On trouve là du café au lait sucré pour 4 pf., un petit pain ou un morceau de pain pour 2 pf., des pains beurrés pour 4, et une portion de soupe pour 5.

Ces *Warmehallen*, fondés par un conseiller municipal, M. Kalisch, sont entretenus par des dons volontaires, par une subvention de la Compagnie gé-

(1) Voir les études excellentes de Mme. L. FIEDLER sur les *Œuvres d'assistance et de protection sociale à Berlin*, parues dans le *Correspondant* (10 et 25 juillet 1902) ; sur l'*Assistance à Berlin* (10 août 1901) ; sur les *Œuvres de l'Impératrice Frédéric* (10 sept. 1901) ; sur les *Colonies de vacances* (25 sept. 1901), et sur l'*Armement antituberculeux en Allemagne* (10 mars 1902). J'ai utilement consulté ces remarquables études de Mme FIEDLER, qui auraient mérité de paraître en volume.

(2) Tolérance qui semble à quelques-uns l'une des niaiseries de notre humanitarisme à la mode.

nérale d'électricité, qui donne la lumière, et d'une Compagnie de charbons, qui donne le chauffage.

A Noël, grande liesse en ces palais de misère ; après une prière, et après un concert, où les chants religieux se mêlent au chants nationaux, — l'idée religieuse et l'idée patriotique se tenant toujours étroitement unies en Allemagne, — on distribue aux assistants des friandises et un repas léger.

Parmi les œuvres religieuses, — et presque toutes ces œuvres d'assistance le sont plus ou moins — nous distinguerons celles du pasteur Schaarschmidt. Il a fondé dans son *Christliche Hilfsverein* l'œuvre des *Arbeitslose*, des Sans-travail, où l'on peut voir des négociants malheureux côte à côte parfois avec des ouvriers, ou des mendiants de profession. Quelques nourritures spirituelles, — et pourquoi pas ? — un réconfort moral, qui n'est pas inutile, s'ajoutent aux nourritures et au réconfort matériels. Mais l'œuvre a pour but surtout de placer, de loger et de vêtir, s'il le faut, ceux qui se trouvent sans place, sans logement, sans vêtements.

Une *Société pour l'hygiène du foyer*, le *Verein für hausliche Gesundheitspflege* vient en aide aux femmes et aux enfants, et, en leur apportant les nourritures nécessaires, tend à vulgariser dans les familles les notions d'hygiène, surtout alimentaire. Il y a là quelque chose, il semble, à imiter et à fonder en France.

La *Société pour l'alimentation des enfants pauvres et des indigents*, le *Verein fur Speisung armer Kinder und notsleidender*, Société dont on devine l'importance dans la lutte contre la tuberculose et contre toute maladie produite par la misère physiologique, est l'une des branches du *Berliner Hausfrauen Verein*, de la *Société des Dames de Berlin*.

Fondée en 1879 par Mme Agnès Blumenfeld, elle a groupé très vite un grand nombre de dames charitables. En 1900, elle fournissait le déjeuner à plus de 10 000 enfants pauvres des écoles populaires, nourrissait aussi ceux de quatre écoles maternelles, ceux des écoles primaires pour aveugles, et elle secourait en plus 2 500 familles.

Les *Fourneaux populaires pour l'enfance*, les *Fourneaux ou Cantines scolaires*, *Kinderküchen*, sont partout une œuvre excellente et nécessaire puisqu'elle protège la santé, la vie des petits écoliers pauvres.

Les comités directeurs de ces cuisines s'occupent également de la santé morale de la famille. Ceux qui sourient de ces continuelles préoccupations morales ou religieuses se joignant aux autres, assurément plus pressantes, ne comprennent pas le problème de la misère, le connaissent mal, ou en sont peu émus. On a dit, et je le répète souvent, *la question sociale est aussi et peut-être avant tout une question morale.*

Le Conseil municipal, là encore, apporte sa part de contribution, jugeant que ces *Kinderküchen*, comme les *Sommer et winterpflege*, les colonies de vacances, luttent de la façon la plus efficace contre les maladies de misère et l'affaiblissement de la race.

Dans les *Kinderhorte, Garderies d'enfants*, les petits écoliers trouvent au sortir de l'école un abri où faire leurs devoirs, et une soupe gratuitement donnée.

La plupart de ces œuvres tendant à diminuer la quantité des déchets humains, le nombre des malades, des infirmes, des traînards qui gênent la marche en avant de l'armée humaine, on comprendra l'attention que je leur accorde. Encore une fois, comme nous ne pouvons tuer les pauvres, les malades, les infirmes, ni même avec la hautaine indifférence de certains penseurs niestzchéistes, les laisser souffrir, puis mourir un peu plus tôt que si nous ne venions pas à leur aide, il faut bien chercher, d'abord, à faire que le nombre en soit donc moins grand, puis à en améliorer et relever le plus grand nombre, s'il est possible, et cela dans l'intérêt de tous, dans le leur et dans celui des autres : or c'est ce que peut faire de plus en plus l'association de la science et de la philanthropie.

Parmi les confessions religieuses, la confession israélite se distingue aussi par le zèle charitable dont elle fait preuve à Berlin.

Il existe à Vienne, à Budapest, à Breslau des Cuisines populaires juives, et il en existe une à Berlin, où l'on a pour 10 pf. le matin, pour 5 pf. le soir un repas à peu près suffisant. Dans ce restaurant une salle est réservée aux étudiants juifs, et les enfants pauvres ont un réfectoire gratuit. Une chose très bonne à noter est l'obligation pour tout client qui entre en ces réfectoires de se laver les mains. En toutes les institutions où l'on saisit et retient un moment l'homme, la femme ou l'enfant du peuple, il est utile, il est nécessaire, de leur enseigner la propreté, et par conséquent l'hygiène, qui à force de petites pratiques, pareilles à celle-là, finira par entrer dans les habitudes générales ; puis l'habitude, cette seconde nature, modifiera peu à peu la première, celle de l'animal humain qui primitivement et toujours fut plutôt malpropre et l'est encore.

Les Israélites de Berlin ont, parmi beaucoup d'œuvres charitables qui sont excellentes, une école ménagère pour les jeunes filles, à laquelle un restaurant est annexé ; elles y trouvent le matin un repas composé de mets préparés par les élèves : ce repas est de 30 ou 40 pf., et le soir de 20 à 30 pf.

Berlin a comme Paris ses œuvres protectrices de la jeune fille, œuvres catholiques, protestantes et israélites. Je signalerai parmi les œuvres protestantes celles du *Patronage de la jeunesse féminine*. Cette dernière société a dans les *Marienheim*, dans ses *Asiles pour jeunes filles*, plus de 500 lits et des restaurants à bon marché, d'aspect fort agréable, où le déjeuner du matin coûte 10 pf., celui du midi 30, ou 50 pf., celui du soir 20 ou 30.

Des écoles d'enseignement ménager et des bureaux de placement complètent l'aide si précieusement donnée à la jeune fille par les *Marienheim* ; et des réunions dans les *Halls* de la société, décorés avec assez d'élégance, leur apportent un peu de distractions et de joies.

Voici d'autres œuvres d'assistance de la femme, mais en dehors de toute confession religieuse, où nous retrouvons l'alimentation à bon marché.

Les *Arbeiterinnenheim* sont des sortes d'asiles, de *clubs* pour les ouvrières, destinés surtout à protéger les plus jeunes, qui vivent plus ou moins loin de leur famille, et à leur éviter la chambre et l'hôtel meublés, généralement sordides, et malsains de toutes façons. J'ai dit l'importance de ces œuvres. Les ouvrières trouvent dans l'*Arbeiterinnenheim* un restaurant à un étonnant bon marché, des journaux, des revues, une bibliothèque, un piano, en des salles claires, aimables, agréablement décorées, et le soir encore, sous la direction des Dames Sociétaires, des récréations de toutes sortes, des concerts, des conférences, enfin des leçons d'hygiène, de soins aux malades, de musique, de gymnastique, de coupe, etc.

Les repas, composés d'un plat de viande et d'un plat de légumes, coûtent la grande portion, 30 pf., 20 pf. la petite; les tartines de pain beurré ou fourrés de viandes 5 pf., ainsi que la tasse de thé, de café, de chocolat, de cacao ou de lait.

Dans la *Maison des corporations ou associations professionnelles*, le *Gewerkschaftshaus*, est aussi un restaurant à des prix très modiques, et bien aménagé, comme le sont toutes les salles de réunion en ce grand et bel édifice.

Le *Centralverein für Arbeitsnachweiss*, l'*Office du travail*, qui date de 1883 et est présidé par le Dr Freund, déjà directeur de l'Institution des assurances ouvrières contre les accidents, l'invalidité et la vieillesse, a de même son restaurant à bon marché, comme il a sa bibliothèque et ses bains. Ce ne sont pas ici les vagabonds, les miséreux des *Warmehallen*, que l'on rencontre; ce sont des ouvriers aux prises avec un chômage et une misère temporaires, ce sont des valides et des vaillants, impatients de reprendre la lutte.

Une tasse de café au lait, un verre de bière, des pains beurrés, des tranches de pain coûtent 5 pf., la bouteille de bière, les saucisses, 10 pf.

Cet Office du travail a ouvert récemment un nouvel et riche édifice pour les ouvrières.

Ne pense-t-on pas que notre Démocratie aurait dû depuis longtemps provoquer la création d'œuvres semblables à certaines des œuvres que je viens de signaler, si pratiques, si utiles, si nécessaires?

Voici les *Cuisines populaires*, qui peut-être nous intéressent plus encore. Elles ont été fondées en

1866, par Mme Lina Morgenstern, dont existe un livre excellent de recettes à leur usage.

Les membres de la société n'apportent pas de cotisations, mais leur doivent un service gratuit.

Ces cuisines n'ont pas toutes réussi : elles étaient 16 autrefois ; elle ne sont plus que 9. C'est que la constitution d'un capital suffisant leur a manqué au début.

Les portions à midi coûtent 25, 15 ou 10 pf., les portions pour enfants 5 pf. ; le soir, elles sont de 10 et 6 pf.

Le café, le thé, le cacao, le lait coûtent 5 pf.

Le repas de 25 pf. se compose d'un morceau de viande ou de poisson, ou d'un œuf et d'un plat de légumes.

Des *Ehrendamen*, dames d'honneur, sous les ordres d'une présidente, dirigent et surveillent les cuisines, dont la tenue est parfaite.

Cet insuccès partiel n'est qu'un accident, et ne prouve rien qu'un mauvais départ : on a vu les succès remportés ailleurs par presque tous les restaurants populaires.

Ces cuisines fournissent, ce qui est intéressant, les prisons de la Préfecture et certaines œuvres charitables. Celles que nous voudrions voir se constituer en France, devraient être considérées de même comme de grandes cuisines à bon marché, où viendraient s'approvisionner non seulement un grand nombre de ménages modestes, dont la femme travaillant au dehors, ou ayant trop à travailler chez elle, ne pourrait s'occuper avec soin de la préparation du déjeuner ou du dîner, mais encore, ainsi qu'à Berlin, des Sociétés charitables ou philanthropiques, et même de grands Établissements publics ou privés pour l'alimentation de ceux qu'ils auraient à nourrir. C'est que les économies et les bénéfices nécessaires à de telles entreprises ne peuvent être obtenus que par la formation d'une large clientèle et que par l'achat et la préparation en grand des nourritures.

Je crois qu'en bien des villes ces centralisations des préparations alimentaires seront un des progrès de l'avenir; ce sera réalisée pour l'alimentation la loi d'économie par la concentration industrielle.

La Société des cafés et réfectoires populaires, Volkskaffee und speisehalle Gesellschaft, est une société par actions; les actionnaires ne peuvent compter que sur un dividende maximum de 5 %, le reste des bénéfices, ici encore, étant destiné au fonds de réserve, et au développement de l'entreprise. La Société, qui avait dès l'origine constitué un fort capital, fait très bien ses affaires.

Elle possède 3 restaurants, dont deux ont comme annexe un hôtel de 50 lits, *Gesellenheim*, pour ouvriers non mariés. Les locataires paient leur chambre 2 marks 50 par semaine, et ont le premier déjeuner du matin. La nourriture de ces restaurants est agréable et saine, bien qu'elle soit aussi à un bon marché surprenant. Les grandes portions à midi coûtent 30 pf. les petites 20; la tasse de café au lait sucré coûte 5 pf., la bière de 2 à 5 pf. le verre. Les plats du soir coûtent de 10 à 25 pf.

Cette société réussit donc, étant parfaitement gérée et ayant eu un bon départ.

Il est entendu que, là comme ailleurs, les membres du Comité, exercent gratuitement leurs fonctions.

Pour *l'Enseignement ménager*, qui se rattache étroitement à notre sujet, Berlin et l'Allemagne tout entière sont en avance sur la France.

Nous le retrouvons ici un peu partout. C'est dans les *Écoles de cuisine* du *Vaterlandisches Frauenverein* de la *Société patriotique féminine*, qui date de 1894, et où dès l'origine il a pris un grand développement, qu'il est peut-être le plus pratique. Des institutrices sorties des *Lette-verein* ou du *Pestalozzi Fræbelhaus* donnent aux jeunes filles, après la période scolaire, cet enseignement qui dure 6 mois. L'alimentation à bon marché fait bien entendu partie du programme. Ces cours sont peu coûteux, et des dames du Comité viennent en aide à celles qui ne les pourraient payer. Les élèves, arrivant à 8 heures, et partant à 3 heures, ont les deux repas du matin et de midi. A la fin du semestre un examen est passé et un diplôme est décerné, qu'accompagne un manuel renfermant d'excellentes recettes de cuisine.

Les mets préparés par les élèves forment les plats d'un restaurant annexé à ces écoles; il est ouvert pour les femmes seulement, et le repas coûte 30 pf. et même 25, si l'on s'abonne pour 8 jours. On peut en emporter son repas, ou tout un repas pour une famille. Le *restaurant paie les frais de l'école*. Il faudrait que quelque jour à Paris il se créât des restaurants semblables, qui seraient utiles tout à la fois à la population ouvrière et à la propagation de cet enseignement ménager.

Il est à noter que le Chemin de fer de ceinture et les Compagnies de tramways accordent aux élèves de ces écoles des billets à prix réduits; je donne ceci en exemple à nos Compagnies, dont quelques-unes ont de ces billets du reste pour les ouvriers (1).

J'ai visité l'école n° 6, fondée par Mme Heinauer,

(1) Les pays qui prospèrent, les pays heureux et les pays forts sont ceux où tout et tous concourent au bien public et où les

une femme dont les hautes qualités d'intelligence égalent celles du cœur, et qui n'oublie pas dans les splendeurs d'une collection célèbre, l'une des plus précieuses de Berlin, la misère des pauvres gens. Son école est certainement l'une des écoles modèles de Berlin.

Voici des institutions qui n'existent, je crois, qu'en cette ville, et qu'il est très important de faire connaître.

La *Société berlinoise d'hygiène populaire*, le *Berliner verein für Volkshygiene*, a eu l'idée excellente de créer des *Cuisines mobiles* (1). Elle fait circuler dans la ville, dès la première heure, des voitures très propres, et même élégantes sous leur blanc laqué, où l'on trouve toujours chauds du café, du thé, du cacao, du bouillon, de la soupe, des saucisses, des boissons fraîches en été, mais pas de boissons alcooliques. C'est la Compagnie des *Caffestuben und Karren*. Elles partent donc de grand matin, et l'on comprend combien aux heures matinales est précieux ce réconfort pour les ouvriers ou petits employés, sortant à jeun d'un logis ou d'un logement sans ménagère parfois et sans cuisine. Ces petites voitures, ils les peuvent rencontrer sur leur route, ou près de leurs chantiers, de leurs usines, de leurs fabriques, et elles les préservent de l'assommoir, comme le font ailleurs les cafés de tempérance dont j'ai déjà parlé. Mais ces cafés *mobiles* leur sont encore préférables, parce que, mobiles, ils vont

intérêts particuliers ne se désintéressent jamais de l'intérêt général, mais au contraire se rattachent étroitement à lui.

(1) Le *Comité des Dames du Havre,* Section de la *Société antialcoolique française,* et dont Mme Rœderer est la présidente, a créé aussi des roulottes alimentaires et des cantines, en plus de son restaurant des Docks, de sa Maison du Drapeau et de sa Maison des Marins, œuvres excellentes.

pour ainsi dire au devant de la clientèle. L'hygiène physique, l'hygiène morale ne peuvent que bénéficier de ces *Kaffeestuben und Karren*, et je voudrais les voir s'introduire en France.

Très modestes les prix de ces *Cantines volantes* (*Fliegende küche*), en raison de la grande quantité des consommations débitées par elles, et aussi de leur bonne gérance, et ces consommations sont parfaites, ce qui fait encore leur succès.

La tasse de café, de cacao, de thé, de lait chaud coûte 5 pf., de chocolat, de bouillon 10 pf.; la soupe 5 pf.; un petit pain 2 pf.; un petit pain beurré 5 pf.; une tartine fourrée 10 pf.; 2 saucisses chaudes, une portion de salade de pommes de terre, de poisson mariné, de hareng 10 pf.; un morceau de fromage 5 pf.; une bouteille d'eau gazeuse 5pf., de limonade 10 pf. Dans le dépôt central, d'où partent ces petites voitures blanches, un restaurant populaire offre aux mêmes prix les mêmes aliments que ceux qu'elles emportent. A la tête de ces cuisines volantes est Mme Heyl, bien connue à Berlin et dans l'Allemagne entière pour les œuvres d'assistance dont elle s'est si noblement occupée ou qu'elle a créées avec l'aide de la généreuse Impératrice Frédéric, et aussi pour ses précieuses publications sur des questions d'assistance et d'hygiène.

Une Anglaise, Mme Palm Davies a eu l'heureuse pensée, pour protéger les cochers contre les tentations de l'alcool, de mettre aussi en de petites voitures ambulantes, et qui marchent de 10 heures du soir à 6 heures du matin, du thé et du café chauds à bas prix : ce sont les *Kaffee und thee Wagen nur für Kutscher.*

Voici une institution encore particulière à Berlin :

c'est la *Cuisine pour les malades*. Elle prépare pour eux les aliments prescrits par le médecin et les leur fait porter.

On sait l'importance que prend aujourd'hui l'hygiène dans le traitement des maladies; on comprend donc cette annexion de la cuisine à la pharmacie. Mme de Rath, une des femmes les plus riches et les plus distinguées de Berlin, devenue malade, pensa aux malades pauvres qui sont dans l'impossibilité de se bien nourrir et ainsi de se bien soigner. Le régime du malade si important pour lui, si varié, souvent coûteux, presque impossible à obtenir d'une ménagère ayant très peu d'argent, et trop occupée déjà, et ignorante, et inhabile, c'était une excellente idée de le confier à des cuisines spéciales, et aussi d'ajouter sa gratuité, en bien des cas, à celle des médicaments et des soins médicaux. Et tous les malades profitèrent de cette création. Un comité de dames du monde, associées activement à la présidente, gère et surveille ces cuisines de très près. Dans un rayon de 2 kilomètres, les mets sont portés sur des tricycles, et sont, dans la caisse qui les renferme, maintenus chauds par des thermophores. Les quartiers éloignés ont 6 dépôts reliés à la cuisine centrale par des automobiles. Ces mets sont préparés d'après les ordonnances médicales.

Les prix qui sont de 30 pf. pour un demi-litre de bouillon ou de potage au riz, pour le menu possible d'un début de convalescences, sont de 60 pf. pour un litre de soupe, une viande et un légume; et enfin les prix s'élèvent jusqu'à 1 mark 1/2 ou 2 marks, mais il s'agit alors de repas complets avec 3 ou 4 plats, et mieux présentés.

Le succès de l'œuvre a récompensé le zèle charitable de sa fondatrice ; et aujourd'hui des cuisines semblables existent à Cassel, à Aix-la-Chapelle, à Bonn, à Posen, à Vienne.

Quelque jour aussi il s'en créera sans doute à Paris.

On ne peut quitter Berlin sans avoir visité les établissements *Aschinger*, où la foule afflue à toute heure du jour et d'une partie de la nuit. Ils rappellent un peu nos *Bouillons Duval*, et comme eux ils ont apporté dans la vie d'une certaine clientèle, dont beaucoup d'étrangers font partie, de sérieux avantages d'économie et d'hygiène. Au nombre de 35 à Berlin, ce sont à la fois des pâtisseries, des brasseries et des restaurants.

Les prix des *Aschinger* sont à peu près les mêmes que ceux de nos *Bouillons Duval* ; les qualités, les mêmes dans les deux cuisines. Tels qu'ils sont, ces établissements restent très utiles, mais ne pourraient-ils pas le devenir plus encore, en abaissant quelque peu leurs prix, et en essayant par exemple la création de restaurants végétariens, très élégants, qui rendraient de si grands services, comme nous l'indiquerons ?

Dans les *Aschinger*, on peut faire des commandes, et des repas complets, ce qui manque aux Bouillons Duval.

Mais je ne puis prolonger cette enquête. Regardons cependant quelques moments encore en certains pays étrangers.

A *Londres* des restaurants à bon marché pour la classe ouvrière (*Cheap dining house for the working class*) ont été créés sous le patronage de la Reine. Au rez-de-chaussée, un restaurant à la carte, au premier étage, une salle pour les dames, et au second, une table d'hôtes à 5 pence (0 fr. 50). Les cuisines sont en haut de la maison.

On prend soi-même à un comptoir le dîner de 5 pence, pour le porter à sa table. Les servantes ne sont employées qu'à desservir et à nettoyer les tables.

Les nourritures sont bonnes, les portions copieuses, les menus variés.

L'Alexandra trust dining room, *City Road*, fondé il y a peu d'années par sir Thomas Lipton, et dont la reine Alexandra a la présidence, donne aussi pour 5 pence, de 11 h. 1/2 à 2 h. 1/2, un dîner qui se compose d'une soupe, de pain, d'un rôti, de 2 légumes, d'un gâteau et de thé ou de café. Si l'on mange à la carte, voici quelques-uns des prix : morceau coupé dans le rôti chaud 2 p. 1/2 ; beef steak pudding 3 p., la large portion ; la petite 1 1/2 : lapin, porc, irish-stew, foie et bacon (lard), ou autres entrées 3 p. ; tous les légumes 1 p. : plum pudding, riz, tapioca 1/2 p.; thé fraîchement préparé, la tasse 1 p. 1/2 ; thé, café cacao 1/2 p. ; morceau de pain et beurre 1/2 p.; pain grillé et beurre 1 p. ; porridge et lait 1 p. ; soda et lait 1 p.

En Angleterre presque tous les restaurants ou cafés à bon marché sont des restaurants ou cafés de tempérance, d'où la bière même est exclue. Au point de vue de la tempérance, ils ont fait déjà le plus grand bien.

Tant que nous aurons nos lois de protection, il nous sera difficile et même impossible d'obtenir les nourritures aux prix de l'*Alexandra trust dining room*.

Les *Women dining rooms limited* ont été fondées pour les femmes et jeunes filles employées.

Les repas commencent à midi et durent jusqu'à 2 h. 30.

En échange de jetons vendus à l'entrée, les clientes reçoivent les portions qu'elles-mêmes portent sur les tables. Un grand nombre de petites filles des écoles voisines servent en ces restaurants, mais à desservir et à ranger seulement.

Une pièce est réservée près de la salle à manger où l'on peut écrire, lire les journaux et des *magazines*.

Les profits des actionnaires sont limités à un certain pourcentage, en vue du fonds de réserve à entretenir.

Voici quelques prix : viande et 2 légumes 0 fr. 40; pudding, une portion 0 fr. 10; soupe et pain 0 fr. 15, thé, café, cacao, la tasse 0 fr. 10 ; lait chaud 0 fr. 05.

En *Belgique* où la vie générale est à si bon marché, grâce à des lois sages, je ne m'occuperai pas des restaurants populaires que l'on y peut trouver. Et cela ferait du reste trop de redites. Je ne parlerai de la Belgique qu'à propos de l'Enseignement ménager (1).

A *New-York* un restaurant donne pour un cent, c.-à-d. 0 fr. 05, un bol de soupe aux pois, ou de bouillie de maïs, de bouillie d'avoine ou de tout

(1) Il y a en Belgique très peu de restaurants et de cafés de tempérance, 16, je crois : il en faudrait davantage. Car la Belgique elle-même est gravement menacée par l'alcoolisme, sans parler de l'action qu'il a sur les élections et les grèves. Or son gouvernement, bien qu'il ait eu la sagesse d'interdire la vente de l'absinthe, comme il avait interdit les jeux n'ose pas ouvrir encore une campagne décisive contre l'assommoir. Quant au nôtre, il commence à voir ce que lui coûtent trop de complaisances pour certains puissants électeurs. Voyez les événements du Midi.

autre féculent. Le repas ne comprend qu'un plat, cette soupe, mais la quantité et la qualité, dit-on, en seraient calculées de la sorte que répétée deux ou trois fois par jour, elle pourrait suffire aux besoins d'un homme adulte, qui pour 0 fr. 25 par jour et même moins, arriverait donc à se nourrir. Il y aurait une expérience intéressante à faire, ce serait de voir si la chose est vraie. Pour 2, 3, 4, ou 5 cents en plus, les consommateurs peuvent à ce restaurant se procurer des portions extra, café, pain, beurre, pudding, etc.

Il paraît que des repas à la viande proposés au prix de 10 cents (0 fr. 50) n'ont pas eu de succès, la plupart des consommateurs préférant cette soupe fort nutritive.

L'auteur de l'article où j'ai pris ces détails, mais dont je ne puis retrouver l'origine, finissait en disant : « En somme voilà une solution d'une partie de la question sociale : avec une nourriture saine et suffisante pour quelques sous par jour, le paupérisme n'existe plus. »

L'auteur nous paraît mal connaître la complexité de la question sociale et de celle du paupérisme.

Il aurait dû dire : la faim chez les pauvres n'existera plus, leur misère physiologique sera moindre, ce qui serait beaucoup déjà; mais la misère physique, intellectuelle, morale, pourra subsister toujours, et souvent les trois à la fois, si bien qu'en dépit de cette nourriture saine, agréable, à bon marché, le paupérisme durera peut-être fort longtemps encore, en attendant que la science, et d'autres puissances spirituelles, sachent diminuer ou vaincre chacune de ces misères.

Très important, on le voit, est déjà ce mouvement général, qui tend à l'amélioration de la vie matérielle des classes populaires. Partout l'alimentation à bon marché semble un problème à peu près résolu, *ou qui le sera si, l'on veut vraiment qu'il le soit, puisque partout un homme adulte, et qui travaille, peut avoir un repas sain, suffisant, agréable pour 0 fr. 60 au plus, pour moins même.*

Partout nous voyons, mais embryonnaire encore, le restaurant à bon marché, qui est crée ou qui se créé. Cet embryon, nous avons à le développer, ce grand mouve ment, nous avons à le diriger, à l'étendre, à l'accélérer.

L'on a vu que si quelques-uns de ces restaurants populaires sont subventionnés par des municipalités, beaucoup ou la plupart peut-être ne le sont pas, et cependant ceux qui ne le sont pas font des bénéfices suffisants, pour donner des intérêts, dont généralement l'on se contente en ces sortes d'affaires, de 3 0/0 environ, intérêts supérieurs encore à ceux d'excellents fonds d'État.

Ce seront donc ces restaurants, d'abord, qui permettront de bientôt obtenir, et pour tous, l'alimentation à bon marché ou à bien meilleur marché, et de la sorte quelque égalité dans l'alimentation ; ou ce seront eux qui, tout au moins, contribueront beaucoup à ce grand progrès.

Peut-être aura-t-on trouvé cette enquête un peu longue. Mais j'avais à donner la preuve que partout ainsi, en Europe, un travailleur pouvait avoir les repas que j'ai montrés à ces prix que j'ai fait connaître.

Il y a enfin des suggestions intéressantes en certaines de ces notes : telle est mon excuse à l'étendue et aux détails trop minutieux sans doute de ce chapitre et de quelques autres.

La question de l'alimentation ne devra donc plus en l'avenir gêner, arrêter le développement intégral de l'individu, son développement physique, intellectuel, moral, ce que trop souvent elle a fait jusqu'ici.

CHAPITRE VI

LES BARS AUTOMATIQUES

Les *bars automatiques* sont une précieuse nouveauté ; ils fournissent d'excellentes boissons chaudes au prix rare dans les grandes villes et sur nos boulevards, de 0,20. Mais leurs loyers sont généralement trop coûteux ; ils pourraient l'être beaucoup moins dans les quartiers populeux et ouvriers, où ils rendraient plus de services, et n'existent pas. La publicité faite à certaines marques leur permet de vendre à ce très bon marché la tasse de chocolat, de café, d'excellent bouillon même.

Ils sont peu nombreux encore à Paris. Il y a celui du boulevard des Italiens, et celui du boulevard Saint-Denis, 26, qui appartiennent à la même Société ; ils ont, dans l'après-midi surtout, une très grande clientèle de dames et d'enfants. Il faudrait que les employés, les ouvrières pussent les utiliser.

Ces bars se répandent en Europe. En Angleterre, ils sont plutôt remplacés par ces innombrables *coffee-rooms*, où les consommations sont aussi à des prix très modiques, mais où l'on ne trouve pas d'alcools.

A l'honneur de ces bars parisiens, dont nous avons parlé, l'on n'y sert pas d'absinthe. On sait qu'on vient très heureusement de l'interdire en Suisse, comme on l'a interdite en Belgique. Quand le sera-t-elle en France?

Certains bars débitent de l'eau stérilisée ; tôt ou tard ils débiteront des eaux minérales. On devrait en rencontrer davantage ; ils seraient très utiles le matin pour ceux qui, à jeun, vont à leur travail.

En résumé, c'est une création intéressante au point de vue de l'alimentation à bon marché, et qu'il convient d'encourager.

CHAPITRE VII

L'ENSEIGNEMENT MÉNAGER (1).

> Les femmes ont des devoirs à remplir
> qui sont les fondements de la vie humaine.
> Ne sont-ce pas les femmes, qui règlent
> tous les détails des choses domestiques
> et qui peuvent ruiner ou soutenir des
> maisons.
>
> (FÉNÉLON, *Éducat. des filles.*)

Le travailleur pauvre généralement se nourrit mal. Ce qu'il achète, ou ce qu'on lui achète à bas prix est souvent malsain ou de qualité inférieure. Nous avons vu cependant qu'il n'était pas impossible de lui donner, même à très bon marché, une alimentation qui ne soit ni de qualité inférieure, ni malsaine.

Puis il ne sait pas se nourrir, comme tant d'autres du reste, parce qu'il mange trop peu ou trop, ou trop vite, ou mal, irrationnellement; et je ne parle pas ici de ce qu'il boit.

La cuisine qui lui est faite, s'il a un ménage, ou s'il n'en a pas, est souvent aussi très mal faite

(1) Voir dans la *Revue Municipale* du 27 av. 1901 et du 20 sept. 1900, les articles de M. PAUL STRAUSS sur l'*Éducation ménagère* et les *Universités ménagères.*

En préparant cette cuisine mauvaise ou médiocre, on devine ce que la ménagère pauvre peut perdre de temps et d'argent, et aussi d'influence sur son « homme », le repas détestable, la digestion lourde, le mécontentement, avec d'autres causes encore, l'éloignant, le poussant au cabaret.

Il faut donc des *Écoles ménagères*, où toute femme apprendra à faire mieux, à faire bien, à perdre moins d'argent pour sa cuisine. comme pour son ménage, à apporter des économies dans ses achats, en attendant que s'éteigne peut-être en beaucoup de maisons, le fourneau de la cuisine, qui serait remplacé par ceux, moins coûteux sans doute, des rôtisseries centrales ou restaurants à bon marché.

Mais encore devrait-on enseigner toujours à l'homme et à la femme ce que chacun d'eux doit manger ; et c'est l'objet de cette science née d'hier, la *Science de l'alimentation*, dont il faudra désormais tenir compte en toute maison, et dans ces cuisines populaires, et dans les restaurants végétariens surtout, pour le choix des aliments, leur confection, la composition des menus, si l'on veut que la nourriture soit saine, suffisante, rationnelle et moins coûteuse.

La cause de l'Enseignement ménager est gagnée presque partout aujourd'hui ; nous n'avons pas à la plaider ici. Oui, c'est bien à l'ignorance qu'est due toujours une partie du mal et de la souffrance en ce monde ; et c'est elle qui trop souvent, par exemple, laisse ou fait entrer la maladie dans la maison. Le mot célèbre : « la science vous fera libres », est d'une éternelle et universelle vérité : libres, c'est-à-dire sains et robustes, affranchis de la maladie et de la mort évitables, affranchis de la misère, de tant de servitudes en un mot, qui continuent à écraser l'humanité.

Et la science libérera définitivement la femme, la femme, par elle, devenant pour l'homme la collaboratrice de toutes les heures, dès lors vraiment son égale, non plus la première servante du foyer, l'être, en un mot, préposé à l'entretien de cette flamme qui est la vie, et dont la nature déjà lui avait donné la garde.

L'hygiène, qui est l'une des branches de l'Enseignement ménager, lui apprendra, en effet, à éviter, à faire éviter aux siens ou à combattre toutes les maladies évitables, et lui enseignera, la science, l'art, de protéger et d'activer cette flamme de vie autour d'elle.

La femme, en possession de tant de connaissances qui lui manquaient, plus instruite, plus vigilante, voudra et fera sa maison plus salubre, plus agréable, plus claire, même plus élégante, un peu artiste. Dans ce foyer transformé il pénétrera moins de maladies, il mourra moins d'enfants, et ceux qui naîtront pourront être plus sains et plus forts. Et l'homme qui habitera ce foyer y sera retenu davantage, l'aimera peut-être, et peut-être sera-t-il dès lors moins alcoolique et moins fou.

L'hygiène, l'Enseignement ménager relèveront ainsi la vie domestique, la vie partout, faisant que des réformes nécessaires aux progrès de la vie générale ne soient pas retardées sans fin, « en haut » même, par l'ignorance et la routine.

Ailleurs, dans un de mes livres, j'observais que le plus grand fait du siècle dernier avait peut-être été celui-ci : la *fin du règne absolu de l'Inconscient*. L'Inconscient avait jusqu'alors tout régi, la nutrition de l'individu, comme cette nutrition de l'espèce, qui est la procréation.

L'acte de tous le plus grave, la formation d'un être humain, n'était-il pas, n'est-il pas toujours le plus inconsciemment, le plus légèrement accompli, sous l'unique poussée de l'instinct? Or, l'Inconscient déjà cesse de régner aussi souverainement qu'autrefois; sa domination décline. La conscience, la science, la raison commencent à diriger parfois ce qu'il réglait et dirigeait seul, ou du moins commencent à y prétendre. Nous devions à l'Inconscient tout ou presque tout jusqu'ici, le bien comme le mal ; l'Insconscient présidait à tout, à tous les actes de nutrition de l'individu ou de l'espèce : voici que le conscient, la science, la raison jugent, critiquent ses actes, se révoltent parfois contre eux, ont cette pensée, cette volonté, certes légitimes, de s'opposer à ses fautes possibles, ou de les réparer, de refaire l'homme, si imparfait, et la vie, si souvent mauvaise ou médiocre, de les refaire meilleurs, moins incohérents, moins absurdes, de compléter en un mot ou de retoucher l'œuvre du mystérieux et prodigieux artiste, mais par moments en vérité trop inégal. On mangeait, comme on procréait, inconsciemment, et la vie s'entretenait ainsi, plus ou moins bonne, mais au prix de combien de maladies, de souffrances, de morts, au prix de quels gaspillages, gaspillages de tant de germes et d'existences, on le sait! Apporter en tout un peu de science, un peu de raison, un peu d'ordre, et dès lors un peu moins d'ignorance, d'inconscience, de folie, ou le vouloir faire, c'est bien là, je le répète, un fait grave et nouveau, et dont on ne saurait vraiment calculer la portée.

Et pour la question de l'alimentation, et pour celle de l'alimentation à bon marché, c'est-à-dire de l'alimentation saine, rationnelle, rendue désormais possible pour le plus grand nombre, l'Enseignement ménager aura donc des effets heureux que l'on devine (1).

L'Enseignement ménager est largement déjà répandu en Europe et aux États-Unis, que devient-il en France ?

La première école ménagère a été créée à Reims par Mme Doublié en 1872.

L'idée de l'Enseigement ménager est née un peu partout presque à la même heure ; mais c'est l'Angleterre, qui a eu la première école formant pour lui des maîtresses.

La Belgique, l'Allemagne assez vite ont pris la tête du mouvement, l'Allemagne, grâce peut-être à la Grande-Duchesse de Bade, qui aussitôt s'en est activement occupée.

Les mères presque partout ont commencé par se montrer fort rebelles à cet enseignement : en France heureusement les résistances peu à peu s'affaiblissent et se font plus rares.

Chez nous cependant il est trop loin encore de ce qu'il est à l'étranger.

(1) Parlant d'un autre sujet, l'*Union des chambres syndicales des propriétés bâties de France*, dans une note présentée au 2e Congrès international d'assainissement et de salubrité de l'habitation, disait justement aussi :

« En se bornant à vouloir procurer à tout le monde des habitations construites hygiéniquement, on ne fera qu'une œuvre superflue si, au préalable, on n'a pas inculqué aux habitants l'art de tenir saine leur demeure. » Et elle émettait ce vœu :

« Que les pouvoirs publics, à tous les degrés, favorisent l'extension de l'enseignement ménager. »

Quand Mme Moll-Weiss, en 1897, créa son excellente *École des mères*, (1) elle y introduisit pour la première fois l'étude de l'hygiène ou de la culture des enfants, ce qui, on le reconnaîtra, importe encore plus que la chronologie des rois d'Égypte ou d'Assyrie aux jeunes filles, c'est-à-dire aux mères futures, dans leur intérêt à venir, comme dans celui de la race.

Depuis que l'opinion se prononce de plus en plus en faveur de cet enseignement, beaucoup d'écoles de Paris, mais pas toutes, ont maintenant des cours de cuisine, de couture, etc. faisant partie des cours complémentaires. Mais il manque trop souvent au personnel enseignant la compréhension très exacte de la vie et des besoins populaires.

On trouvera au *Foyer domestique*, petit livre pu-

---

(1) L'*École des mères* de Mme Moll-Weiss a des cours d'enseignement ménager et d'enseignement familial (soins du ménage, soins à donner à l'enfant). L'enseignement de Mme Moll-Weiss dépasse quelquefois la portée ordinaire ; ainsi, se demandant si l'alimentation peut contribuer à l'établissement de la morale, elle dit avec beaucoup de justesse et d'élévation :

« Quelque chose de moral découle de la propreté, de l'ordre dans la maison. La connaissance des phénomènes dus à l'alimentation peut ne pas seulement provoquer la *sobriété*; grâce à la connaissance du contre-coup que ces phénomènes ont sur la race, elle peut aussi développer en l'homme la haute et noble compréhension de sa *responsabilité*, compréhension qui, placée à la base de la morale humaine, a comme conséquence d'en élargir étrangement la portée, et d'en élever la conception purement égoïste, lorsqu'elle ne se préoccupe que de l'individu, à une conception altruiste de solidarité humaine infiniment supérieure...

« Il n'est pas indifférent que le repas soit pris dans une atmosphère viciée, dans de la vaisselle malpropre, avec des mains non lavées. Les délicats n'y verront que des raisons de dégoût, de répugnance; les physiologistes, depuis les expériences de Pawlow — et même auparavant — savent que

blié par Mme Moll-Weiss, l'un des très bons programmes de cet enseignement (1).

En province, il n'existe que là où les directrices d'écoles ont de l'initiative, et tout dépend de leur bon vouloir, car de l'Administration encore elles n'ont pas reçu d'ordres. Je citerai Mme Demailly à Lens, qui a écrit sur le sujet des brochures intéressantes. Enfin l'an dernier, M. Gasquet, directeur au Ministère de l'instruction publique, a pour les écoles normales, mais seulement primaires d'institutrices, changé le programme de la 3e année, afin de l'y faire entrer. S'il marche trop toujours d'un pas hésitant et boiteux, c'est que, pour le donner, on n'a pas d'abord, comme en Angleterre, formé des maîtresses ; et il faut absolument qu'il ait aujourd'hui son École normale, ce que demandent, et je me joins à eux, MM. Cheysson, Siegfred, Liard, Mabilleau, et d'autres.

Dans l'enseignement secondaire, pour le donner, quelques tentatives ont été faites par certains lycées, mais toujours sous l'initiative et la responsabilité de leur directrice.

Dans l'enseignement supérieur, rien encore, qu'à

l'élégance de la table et la belle ordonnance des mets influent sur la production du suc gastrique ; nous qui avons appris du Dr Calmettes que la tuberculose se prend par les voies digestives, nous y verrons encore un moyen de nous défendre de ses atteintes. En effet, l'air vicié ensemence les mets placés sur la table familiale ; les mains peu nettes ensemencent le pain qu'elles portent aux lèvres, les récipients insuffisamment lavés propagent de l'un à l'autre la terrible maladie. La nécessité d'une *propreté méticuleuse* découle de ces observations ; ainsi considérée, elle n'est plus seulement l'indice d'une sorte de fierté personnelle, elle devient ce qu'elle a toujours été, un moyen *prophylactique* et des meilleurs.

(1) In-18, Hachette.

Bordeaux et à l'hôpital Andral à Paris, pour des étudiants de médecine, des cours d'hygiène alimentaire appliquée commencés par Mme Moll-Weiss.

Il est aussi des cours libres d'alimentation à bon marché et de tenue de ménage. Je signalerai dans ce sens les efforts faits par une femme d'une généreuse activité, Mme Berot-Berger, à St-Quentin ; le cours qu'a institué Mlle Gahery dans cette œuvre excellente, créée par elle, l'*Union familiale*, 172 et 191, rue de Charonne à Paris (1) ; et le cours récent de l'Université des Annales, rue Saint-Georges, 51.

(1) Voici pour les ménagères des menus intéressants tirés du Bulletin de cette *Union familiale* (juillet 1906) ; les menus sont suivis de leurs recettes, que je ne reproduis pas.

NOTES DE CUISINE POPULAIRE

Budget et ration alimentaire d'une journée pour une famille composée du père, de la mère et de trois enfants, ou pour un groupe de 4 adultes.

MENUS. — TEMPS DE PRÉPARATION.

Petit Déjeuner.

Chocolat au lait . . . . 20 minutes

Déjeuner.

Bœuf au riz. . . . . 3/4 d'heure
Cerises.

Dîner.

Soupe au beurre . . . . 10 minutes
Petits pois. . . . . 1 heure
Gâteau au chocolat. . . . . , 1 heure

On devine combien serait utile, pour le sujet qui
nous occupe, tout un livre, dû à l'Enseignement mé-

VALEUR ALIMENTAIRE ET COÛT

	Albumine	Amidon et Sucre	Graisse	Coût
2 kilog. pain p. la journée.	126	1100	5	0.65
1/2 litre de lait.	42.5	70.5	51	0.40
2 tablettes de chocolat . .	4.9	54.5	10.4	0.18
500 gr. de bœuf	105	1.6	27.5	0.90
25 gr. de graisse.	»	»	24	0.04
Oignon et girofle.	»	»	»	0.03
2 cuillerées de tomates . .	»	»	»	0.05
200 gr. de riz	12.8	151.4	2	0.20
1 livre de cerises.	0.5	50	»	0.20
100 gr. de pain.	6.3	47	0.5	0.04
50 gr. de beurre	0.3	»	42.2	0.15
Sel et muscade	»	»	»	»
1 kilog. de pois vert . . .	230	520	20	0.30
50 gr. de beurre	0.3	»	42.2	0.15
Sel, persil.	»	»	»	»
70 gr. de sucre.	»	67.5	»	0.03
3 œufs	21	0.7	15.6	0.27
Amandes	»	»	»	0.15
30 gr. de farine	5.8	46.9	0.3	0.02
40 gr. de chocolat	2	25	18.2	0.05
TOTAL	504.4	1585.1	248.	3.81

Coût par Adulte : $\dfrac{3.81}{4}$ = 95 centimes.

MENU D'UN SOUPER POUR 6 PERSONNES, PRÉPARÉ PAR LES ENFANTS
DE L'ÉCOLE MÉNAGÈRE.

		PRIX	
Durée de cuisson	Matières employées	partiel	total
2 heures	1 SOUPE AUX POIREAUX :		
	poireaux.	0.05	
	50 grammes de graisse	0.08	
	3 cuillérées de farine, sel . . .	0.02	
	2 litres 1/2 d'eau, pain.	0.05	0.20

nager, de menus et de recettes, comme ceux que l'on vient de lire, et ainsi détaillés. Dans un livre apporté de Belgique, et que j'analyse plus loin, on

3 h. 1/2	II Beignets :		
	500 grammes de farine	0.20	
	levure	0.10	
3 h. 1/2	1/3 litre de lait	0.08	
	2 œufs.	0.18	
	60 gr. de graisse (ou beurre) . .	0.16	
	3 cuillerées de sucre, sel. . . .	0.03	
	friture	0.30	1.05
1/2 heure	III Poires cuites :		
	500 grammes de poires	0.18	
	canelle, eau et sucre.	0.02	0.20

Pour 6 personnes. . . .   1.45
Pour 1 personne 0.24

(*Bulletin*, déc. 1905.)

RECETTES DE CUISINE

Menu pour 6 personnes.

CHOU FARCI

1 chou 0.30
1/2 livre chair à saucisses 0.60
100 grammes de lard maigre. 0.20
2 carottes, 2 oignons 0.05
Eau, sel, poivre.

Prix approximatif. 1.45
Temps nécessaire : 2 heures ou 2 h. 1/2.

TARTE AUX FRUITS

250 grammes farine. 0.20
50 grammes beurre 0.20
1 verre de lait 0.05
Une pincée de sel.
4 morceaux de sucre. 0.05
Fruits 0.40

Prix approximatif. 0.90
Temps nécessaire : 1 heure.

trouvera des menus pareils; et tout cela fait voir,
que déjà le bon marché de l'alimentation, en dépit de
bien des conditions défavorables, est cependant
possible. C'est donc à cet Enseignement de le montrer et démontrer.

En Suisse (1) l'Enseignement ménager est depuis
longtemps très en faveur. Il comprend des *Écoles
ménagères,* des *Écoles de domestiques,* utiles pour
écarter beaucoup de jeunes filles de l'usine, de la
fabrique, et faire d'elles, ce qui vaut mieux pour
elles, des ménagères. La première école de domestiques s'était ouverte, en 1881, à Lensbourg; depuis,
il s'en est créé à Berne et à Boniswys. Le cours est
de 6 mois environ, ce qui paraît insuffisant. Les élèves sont internes, et la pension est de 100 francs. Ces
écoles vivent de subventions fournies par la Confé-
dération, par le canton, par la commune, mais aussi
des bénéfices parfois de petits restaurants et de
pensions de femmes ou jeunes filles, qui s'annexent
à ces écoles. Aux écoles et aux cuisines ménagères,
il serait bon de trouver toujours une utilisation semblable, immédiate et rémunératrice. La Suisse présente encore des *types mixtes* d'écoles ménagères et
d'écoles de domestiques, à Saint-Gall par exemple,
où les écoles ménagères s'ouvrent de plus en plus
à des jeunes filles « du monde » en ce pays vraiment

POMMES DE TERRE ROTIES

1 kilog 500 pommes de terre.	0.20
50 gr. ou gros comme un œuf de graisse . .	0.10
Sel ou poivre.	
Prix approximatif.	0.30

Temps nécessaire : 3/4 d'heure.

(*Bulletin* nov. 1905.)

(1) Voir dans la *Revue Municipale* de janvier 1902 l'article
sur l'*Enseignement ménager en Suisse.*

démocratique. Enfin il existe aussi des *Cuisines d'écoles* (*Schulküchen*), et des *Cours de cuisine* pour élèves externes (*Kochschulen*), destinées à l'instruction des femmes ou jeunes filles, attachées au logis ou à l'usine.

Dans les écoles de New-York, le programme des cours de cuisine est très complet, l'un des plus complets que je connaisse, mais il me serait difficile de le reproduire en raison de son étendue. L'on y trouve, chose importante, l'enseignement de cette cuisine un peu spéciale, qui est destinée aux malades.

Voici un petit livre, bien précieux, que j'ai trouvé en Belgique et que devraient posséder toutes nos écoles ménagères, et toutes les autres, en attendant que pour la France ou ses régions diverses, nous ayons un travail français qui lui ressemble : c'est le *Budget annuel de l'employé à 1.800 francs*, réunion de mémoires primés à un Concours d'économie sociale, tenu en 1902 à Bruxelles, et organisé par une très bonne publication, le *Journal de la Cuisine* (1).

Ordre, économie, tel est le titre donné par Mme F. Callewaert, à son mémoire qui a reçu le premier prix. L'ordre, l'eurythmie, c'est ce que partout en effet il nous faut aimer et vouloir. Mme Callewaert conte toute l'histoire de son ménage, marquant au complet ses dépenses, indiquant les magasins, les débits, les marchés où elle s'est fournie, et, ce qui surtout nous importe, l'état détaillé des frais de nourriture pendant toute une année. Elle note, mois

(1) Bruxelles. Imprimerie Louis Vogels.

par mois, la quantité de pain, de viande, de poisson, de légumes, de fromage, de beurre, de fruits et desserts, d'épicerie, de bière consommés, comme elle le fait pour toutes ses autres dépenses, celles du loyer, du chauffage, de l'éclairage, du blanchissage, de l'entretien du mobilier, de l'habillement, celle des menus plaisirs, des assurances, de toutes les dépenses extraordinaires pour le mari et les enfants.

Elle donne·encore les menus et recettes pour chaque jour de la semaine et chaque mois, les repas se composant d'un premier déjeuner, du dîner à midi, selon l'usage du Nord, et d'un souper. Elle fournit enfin le modèle d'un livre de ménage avec les recettes et dépenses.

Le ménage de Mme Callewaert se composait de 4 personnes, elle, son mari, et deux jeunes enfants.

Le concours, en effet, portait sur la question suivante : étant donné un ménage d'employé établi dans l'agglomération bruxelloise, composé du père, de la mère, et de deux enfants, âgés de moins de 12 ans, et ne disposant pour toutes ressources que d'une somme de 150 francs par mois, soit 1.800 fr. par an, dresser pour une année avec justification à l'appui, le budget détaillé de ce ménage : logement, éclairage, chauffage, vêtements, blanchissage, nourriture, indication des recettes et marchés, menus plaisirs, etc.

Le *loyer* de la famille Callewaert était de 336 fr. Son appartement, au second étage d'une maison dans un des faubourgs de Bruxelles, comprenait trois pièces bien aérés, bien éclairées et très hautes, avec cave et mansarde, la maison étant pourvue d'eau de la ville, d'eau de pluie, d'une laverie et d'un jardinet. Cette somme de 336 francs représente le sixième environ du revenu de l'année.

La dépense totale pour *l'éclairage* par le pétrole, par des bougies quelquefois, et en comptant les allumettes, était de 15 fr. 21. La dépense pour le *chauffage* (charbons, fagots), était de 90 fr. 55. Celle pour les *vêtements* du mari, de la femme, des enfants était de 271 fr. 67.

Celle du *blanchissage* à la maison était de 32 fr. 22, et du *repassage* au dehors de 12 fr. 61 ; le total pour le blanchissage et le repassage était ainsi de 44 fr. 83.

Celle de *l'entretien du ménage* (nettoyage de l'appartement, entretien du poêle, des cuivres, toilette et dégraissage des vêtements, entretien des chaussures et renouvellement partiel des objets nécessaires à cet entretien), de 22 fr. 45 ; celle de la *nourriture* était, en pain. de 105 fr. 84 ; en poisson, de 26 fr. 96 ; en viande, de 222 fr. 07 ; en lait et œufs, de 103 fr. 72 ; en fromage, de 24 fr. 29 ; en légumes, de 63 fr. 26 ; en beurre et en graisse de bœuf, de 90 fr. 29 ; en fruits et desserts, de 27 fr. 35 ; en épicerie, de 74 fr. 45 ; en bière, de 11 fr. 64, et le total des dépenses pour la nourriture de la famille était donc de 750 fr. 87, le double environ du prix du logement, ce qui se voit peut-être à Bruxelles, mais se rencontrerait difficilement à Paris.

Les *dépenses extraordinaires* (affiliation à des Sociétés, journaux, correspondance, etc.) montaient à 55 fr. 63, celle des *menus plaisirs* à 110 fr. 27.

En récapitulant toutes les sommes, on arrive à une dépense générale (et l'on voit que cette ménagère excellente n'a rien oublié) de 1.697 fr. 48.

Nous prenons au hasard les repas d'une journée de janvier; en voici les menus :

Déjeuner des parents : café sucré, tartines beurrées ; des enfants : lait et tartines beurrées.

Dîner : soupe aux poireaux (pour 2 jours) ; rôti de porc de la veille ; pommes de terre, chicorée, oranges.

Souper : café au lait, tartines beurrées et fromage et restant de viande. D'autres fois, ce sera au souper de la salade de pommes de terre, ou des sardines, ou de la choucroute réchauffée du matin, ou de la hure, des œufs, du foie de raie ou un hareng saur, etc.

Dans le mémoire de Mme Brées, primé *ex æquo* avec avec celui de Mme Callewaert, le compte général et le détail du budget de l'année sont à peu près les mêmes. Nous trouvons en ce mémoire avec les menus des repas, le prix et la provenance de tout ce qui les compose.

Les recettes de chaque plat sont données aussi par ces très bons mémoires.

Voici le menu d'un *dîner* : potage, purée de pois ; veau à la casserole ; carottes ; pommes de terre ; d'un *souper* : restant du repas du midi, avec carottes et pommes de terre accomodées ; et voici les prix : prix du potage pour deux jours, pois cassés, 1/4 de kilo, 0 fr. 15 ; pommes de terre, 0 fr. 04 ; oignons, 0 fr. 02 ; = 0 fr. 21. Le veau à la casserole, 1 livre, 0 fr. 90 ; légumes, carottes, 1 livre 0 fr. 10 ; oignons, 0 fr. 02 ; pommes de terre, 2 kilos, 0 fr. 16.

Les deux repas ont coûté 1 fr. 39 pour une famille de 4 personnes, 0 fr. 35 à peu près par tête. Dans cette somme de 1 fr. 39 pour les deux repas ne sont pas comptés les prix du pain, du lait, du café, du sucre, du beurre, de la graisse, de la farine, des condiments et de la bière, dépensés au premier déjeuner et dans la journée. La moyenne de ces autres dépenses est par mois de 30, 34, 1 franc environ par jour : donc le prix de la nourriture de toute la famille (la dépense du feu étant mise à part) est d'environ 2 fr. 50 par jour, 0 fr. 60 environ *par personne*. Mais notons que sur ces 4 personnes, il y a deux enfants. Les restaurants populaires n'arrivent guère à nourrir un homme adulte à moins de 0 fr. 50 à 0 fr. 60 par repas. La vie de famille semblerait alors moins coûteuse : nous ne le croyons pas, à Paris du moins, où tout est plus cher qu'à Bruxelles. Et le repas à 0 fr. 50 ou 0 fr. 60 dans les restaurants populaires est un repas d'adulte, or il faut observer que le repas de Mme Brees est celui de deux adultes et de deux enfants. Nous croyons donc que le repas du restaurant populaire, surtout à Paris, coûterait, pour 4 adultes, un peu moins cher que le repas de famille ; et ce que nous en disons n'est certes pas pour engager à supprimer le repas familial, mais pour montrer qu'au besoin ce restaurant populaire, tel du moins que je le conçois dans l'avenir, pourrait venir très heureusement en aide à bien des ménages pauvres ou de situation fort modeste, qui viendraient s'y approvisionner ou nourrir, quand la ménagère serait dans l'incapacité de donner à la cuisine son temps, ses soins, l'art nécessaires.

Dans le mémoire de Mme Brees, le prix de la nourriture est par mois de 69 fr. 24 pour toute la famille, et ainsi de 830 fr. 98 par an.

Voici en ce mémoire des menus qu'il semble encore intéressant de reproduire :

Dîner : soupe verte (pour deux jours) ; foie de bœuf, pommes de terre.

Souper : restant du repas de midi réchauffé ; et voici le compte : pour le potage, pommes de terre,

1/2 kilo, 0 fr. 04 ; oignons, 0 fr. 01 ; cerfeuil, oseille, 0 fr. 10 ; pour le foie, 1 livre 1/4, 0 fr. 75 ; oignons, 0 fr. 05 ; pommes de terre, 2 kilos, 0 fr. 16. Les deux repas reviennent donc à 1 fr. 11, pour la famille, père, mère, 2 enfants, 0 fr. 21 par tête.

Autres menus : *dîner* : soupe aux poireaux (pour 2 jours): choucroute au lard, pommes de terre ; *souper* ; restant de la choucroute et des pommes de terre. Voici le compte : poireaux, 0 fr. 15 ; pommes de terre, 1/2 kilo, 0 fr. 04 ; choucroute, 1/2 kilo, 0 fr. 13 lard, 3/4 de livre, 0 fr. 75 ; pommes de terre, 2 kilos 0 fr. 16 = 1 fr. 23 pour les deux repas de la journée. Autres menus : *dîner* : soupe aux poireaux ; cabillaud ; pommes de terre ; *souper* : restant du dîner. Compte : cabillaud, 1/4 de livre, 0 fr. 75 ; pommes de terre, 2 kilos, 0 fr. 16 = 0 fr. 91 pour les deux repas encore.

Mais le souper n'est pas composé toujours des restes, accommodés avec quelques variantes, du dîner de midi. Et ce ne sont pas là des menus de misère.

On comprend l'intérêt de ces exemples que je donne ainsi de repas à bon marché ; ils sont très nombreux dans ce livre.

Mlle Suenens dans son mémoire, le 3e qui a eu le 3e prix, donne d'excellents conseils d'économie domestique, rappelle qu'il est sage qu'une bonne ménagère achète les provisions d'épicerie par kilo au demi-kilo, jamais au détail. Elle indique encore de petits moyens, apportant des économies dans le chauffage, l'allumage du feu, l'éclairage, l'entretien du mobilier et de l'habitation, et qui sont, avec bien d'autres, à rappeler.

Le ménage, dont elle établit le budget, a usé 2.000 kilos de charbon dans son année, ce qui fait une dépense moyenne de 60 francs.

M. L. Banneux établit dans son mémoire, le 4e, que la nourriture annuelle ne doit pas coûter à la famille plus des 2/5 de son revenu, par conséquent, pour un budget de 1800 francs, ne pas dépasser 720 francs, toujours dans une famille composée du père, de la mère et de deux enfants.

Dans son chapitre : de la Prévoyance, il parle de l'assurance contre la maladie, contre la vieillesse, contre l'incendie, et montre que même avec un budget si modeste, c'est encore là l'une des premières dépenses qu'il convienne de faire. Elle est du reste possible, et elle compte dans les prévisions de tous ces ménages.

On remarquera, et l'on y tend aujourd'hui, que le repas du soir est en Belgique fort léger, ce qui vaut mieux; mais nos habitudes, notre genre de vie et de travail, rendent très difficile à recommander cet usage, belge et allemand, du repas le plus fort à midi. L'hygiène cependant ne peut que regretter surtout dans les villes la coutume de 2 repas presque également forts, comme le sont en général les nôtres. En diminuant l'un d'eux, on économiserait à la fois sa santé et son argent.

Le grand bénéfice que le budget familial tire en Belgique des Coopératives de consommation est à remarquer dans ces mémoires. Les Coopératives en France ne sont pas assez en faveur, et je ne sais pourquoi.

Dans le 4e mémoire de M. L. Banneux, je note cette règle nécessaire, et qu'aucune ménagère ne devrait jamais oublier : acheter le moins possible au détail, à crédit jamais. Ainsi à très bon marché sont les nourritures en cette heureuse Belgique, qui par son esprit pratique, et très démocratique au fond, nous a dépassés sur bien des points en ces dernières années : je l'ai dit et fait voir ailleurs.

Notons encore que le litre de bon pétrole coûte en ce pays 0 fr. 14 à 0 fr. 15 le litre, ce qui fait pour les 80 litres environ de pétrole nécessaires dans une année une dépense de 11 fr. 20, au lieu, chez nous, de 40 francs.

Tout ce livre est à lire, à faire lire, à plus complètement étudier et analyser, tant que nous n'aurons pas pour la France le livre ou les livres qui le sauraient remplacer.

En le lisant, l'on est vraiment touché par l'incessant et vaillant effort de ces bonnes ménagères, de ces fourmis patientes et un peu héroïques, qui arrivent avec un budget si modeste à faire vivre et bien vivre, elles et les leurs? Mais ne pense-t-on pas aussi en les regardant épargner, peiner, lutter de la sorte, qu'il serait nécessaire et urgent de leur venir en aide, et c'est à cela que quelques-uns tendent, émus de sympathie, d'admiration même pour toutes ces femmes inconnues, qui silencieusement font ainsi leur devoir, et humblement et noblement participent au lourd labeur universel.

Tout ce sujet de l'Enseignement ménager est d'une telle importance, qu'on m'excusera de m'y être arrêté longtemps.

Nous venons de voir, en ce chapitre, que ce ne sont pas les restaurants populaires seulement qui peuvent donner l'alimentation à bon marché, que de bonnes ménagères peuvent l'obtenir aussi, sans doute dans les pays où les vivres sont moins chers qu'en France, et où existent des Sociétés coopératives, qui font faire d'importantes économies au ménage, mais à la condition encore que ces ménagères possèdent la science et l'art de l'alimentation, et qu'enfin patientes et dévouées, elles aient tout le temps nécessaire pour faire les achats, et pour faire la cuisine.

Et ce n'est que dans les cas où ces conditions ne seraient pas réalisables, que la famille pourrait avec avantage avoir recours, mais pour s'y approvisionner surtout, aux restaurants populaires. Je ne puis vouloir en effet que le foyer familial s'éteigne, ou que la famille s'éloigne trop souvent de son *home*.

Ces *livres de menus* pour tables modestes, qui sont à publier (1), montreraient donc que partout, ou presque partout, un homme adulte et qui travaille peut, même en son ménage, se bien nourrir, ou assez bien, pour 0 fr. 50 ou 0 fr. 60, ou pour moins, dans les conditions toutefois que j'ai indiquées.

(1) Je ne saurais trop recommander une petite brochure de Mesdames Klobs et Jean Brunhes (Lib. Vitte, 14, rue de l'Abbaye) donnant *150 recettes de cuisine* : tel est son titre. Elle coûte 0, 30 cent. Les recettes de chacun des plats y sont suivies de leur prix approximatif à Paris dans les quartiers ouvriers, et les quantités et les poids et les prix correspondent à des portions suffisantes pour une famille de 6 personnes. Le plus grand nombre des plats représentent une dépense qui varie de 0, 20 à 0, 80 (et de 1 fr. 20 à 2 fr. 50 pour les plats de viande). Ces plats pour 6 personnes sont donc à bon marché.

CHAPITRE VIII

LE PROTECTIONNISME. LES TRANSPORTS

Le principal souci d'un gouvernement démocratique devrait être de diminuer autant qu'il est possible cette cherté de la vie qui pèse le plus lourdement sur le peuple. C'est tout le contraire qu'ont su faire nos législateurs : ils l'ont accrue. Nous faisons allusion surtout aux lois protectionnistes, qui leur sont dues, et qui ont produit le renchérissement de tant de matières premières et de subsistances nécessaires à la vie : la viande et le pain, par exemple.

Le sucre qui coûtait 0 fr. 25 le kilog. en Angleterre, nous coûtait 1 franc, avant 1902, c'est-à-dire avant la convention de Bruxelles.

Nous pourrions avoir le charbon à 10, 8 francs la tonne, nous le payons 12 au moins, et par là, dans cette guerre moderne, qui est la concurrence industrielle entre nations, notre armement devient inférieur, par la faute encore du protectionnisme.

Dans une étude, écrite en 1897, sous ce titre : *Un nouveau pacte de famine*, à lire tout entière, M. Urbain Gohier fait le procès des tarifs de douane et d'octroi, de toutes ces taxes, dont notre étonnante fiscalité (1) frappe les substances alimentaires, « et non seulement les denrées que produit le sol national, et qui prêtent au sophisme de la protection, mais encore celles qui n'ont point leurs similaires en France, comme le café, le thé, le cacao, les épices. Ces denrées coloniales furent autrefois des aliments de luxe, réservés à la table des riches. La culture de terres nouvelles et le développement de la navigation les avaient démocratisées; un long usage populaire en avait fait pour tous des aliments indispensables. Aujourd'hui les droits sur ces denrées que le sol métropolitain ne produit ni ne peut produire sont bien plus forts en France qu'en Allemagne, en Angleterre, en Belgique, en Suisse.

« L'Angleterre échangiste voit à son service le monde entier. Elle tire aussi facilement des vins du Cap, des moutons de l'Australie, des fruits de la Tasmanie et de la Nouvelle-Zélande que des légumes de la Bretagne, du beurre de la Normandie. Toute la terre travaille et produit pour l'Anglais, qui bien gavé, chaudement vêtu, regarde en pitié nos paysans terreux, racornis dans leurs chaumières.

« Dans nos campagnes le laboureur contemple avec l'ébahissement d'un sauvage les produits des tropiques. A l'Anglais tout est familier; et en même temps qu'il se fait des muscles solides, il exalte son âme dans un sentiment de domination universelle. Il lui semble que la terre est à lui; et parce qu'il le croit, il tend à le réaliser.

« Cependant le Français rétrécit à la fois sa ceinture, son horizon, ses ambitions. Il borne sa vie

____

(1) Étonnante parfois aussi en d'autres pays. Je le reconnais.

comme son appétit : se passant de tout, il se désin
téresse de tout. Il cède la place. »

Et M. Urbain Gohier cite ce passage du livre *Politique et Gouvernement* : « La prospérité d'un peuple se mesure à la manière dont il peut se nourrir. Partout où la vie matérielle est à bon marché, on rencontre une grande expansion de force et de travail. Or, comme la richesse publique dépend de l'activité individuelle, l'Etat regagne d'une main ce qu'il perd de l'autre, lorsqu'il sacrifie les taxes qui frappent le droit de boire et de manger. »

« Cette vérité de simple bon sens, ajoute M. Urbain Gohier, contient tout le secret de la puissance anglaise et de l'inertie française. » Et si au moins les droits de production avaient réellement protégé les vrais producteurs, l'agriculteur, le paysan, « mais là tout n'est qu'illusions et mensonges » ; ils n'ont guère protégé que des accapareurs et des spéculateurs. Pour tous, le blé est aujourd'hui plus cher, le pain plus cher. Je vois qu'en avril 1906, le quintal de blé qui coûtait à Paris 23 fr. 87, coûtait à Londres 17 fr. 96. « Le prix des grains, dont la production est énorme en des pays neufs, et comme ce prix, celui d'autres denrées de première nécessité rendraient partout la vie facile, s'ils étaient réglés par des lois naturelles, au lieu d'être fixés par l'entente de syndicats de spéculation et d'accaparement. Et ainsi tout, dans ce système, est odieux, et par surcroît, imbécile (1). »

Et M. Gohier dit en concluant : « Le système

(1) N'oublions pas non plus que nous devons quelque peu au protectionnisme les pertes graves subies par l'exportation française « qui en 20 ans est devenue de 800 millions inférieure à l'exportation allemande », la décadence navrante de notre marine marchande « tombée du 2ᵉ rang au 5ᵉ pour

abstentionniste, le libre jeu des forces économiques, convient aux peuples virils, qui ont le sens et le goût de la liberté. Le système interventionniste séduit les peuples déprimés, sans initiative, sans courage, qui redoutent la nécessité de l'effort, croient superstitieusement à la *puissance magique de l'État-Dieu* (1). »

Qu'en toutes choses la production de la France, même sa production agricole, même celle de ses légumes, de ses fruits, soit très supérieure *en qualité*, sinon en quantité, à la production étrangère, qu'elle soit plus *artiste* en un mot, et la France, fût-elle libre-échangiste, verra son exportation grandir et redevenir capable de lutter victorieusement contre les importations de ses concurrents, dans l'art, l'industrie ou l'agriculture.

Nous ne partageons pas toutes les opinions de M. Urbain Gohier. Mais je reconnais qu'il est impossible sur ce sujet de mieux penser et de mieux dire qu'il ne l'a fait en cet article, et avec cette éloquence âpre, incisive, mordante, qui lui est coutumière. Assurément il est passionné, violent ; mais peut-on parler sans chaleur, sans passion, sans quelque vio-

l'ensemble des tonnages, au 7ᵉ pour la navigation à voiles », — et en un pays ayant accès sur quatre mers ! — celle de nos grands ports, Marseille, Bordeaux, le Havre ; que par la faute encore du protectionnisme, nous nous sommes fermé, sans compensation aucune, le marché de la Suisse, et avons perdu son amitié, qui a été à l'Allemagne et à l'Italie, incident, qui nous coûte aussi près de 200 millions par an ; la France est si riche, elle peut jeter l'argent par les fenêtres : mais ces fenêtres-là malheureusement donnent sur l'Allemagne.

(1) L'Amérique cependant est protectionniste, et l'Allemagne l'est devenue. Pour l'Allemagne, c'est une raison politique, la nécessité de plaire aux Agrariens, qui a poussé le gouvernement à cette conversion fâcheuse ; pour l'Amérique, nous croyons que le protectionnisme, qui dément les vieux principes libéraux de ce peuple, libre après tout, n'est certainement que transitoire.

lence même, de ces questions vraiment tragiques, puisque la vie, les souffrances, l'avenir d'un grand pays en dépendent? Que l'on puisse contredire certains faits de son ardent réquisitoire, que certaines choses qu'il dénonce aient changé, l'ensemble de son argumentation puissante n'en reste pas moins toujours vrai ; et la cause nous paraît donc entendue. Toute démocratie sera libre-échangiste ou ne sera pas. Seul en effet le libre-échange peut donner à tous l'alimentation à bon marché, et à tous ce surcroît de bien-être et d'énergie, d'où naissent plus de travail et plus de joie.

Je conclus : le protectionnisme est une des causes du renchérissement en France des substances alimentaires, comme des matières premières les plus nécessaires à la vie ; et si la France démocratique veut l'alimentation à bon marché, il lui faut donc faire abroger ces lois et revenir au libre-échange.

Mais ce supplément de onze cent millions d'impôts, infligé au pays depuis quelques années, et dû en partie à l'accroissement sans fin du fonctionnarisme triomphant, encore l'une des maladies de la France, et cette sorte de curée de la fortune publique, dont les législateurs ne répugnaient pas, il y a quelques jours, à prendre leur part, toute la cherté enfin d'un régime que Gambetta du reste annonçait comme le plus coûteux de tous, devant en être le meilleur, en vérité, tout cela n'est pas fait pour qu'avant longtemps puisse très sensiblement baisser ce prix de la vie qui, je le répète, pèse d'abord sur la classe ouvrière, sur cette « multitude des travailleurs pauvres, composant, dit M. Gohier, à peu près les 19 vingtièmes de la nation ».

Et « il y aurait donc quelque chose de pourri dans ce royaume de Danemark », et quelque chose ou beaucoup de choses à changer.

La question des transports, et celle de leurs prix, sont à examiner aussi, à ce même point de vue, la cherté de l'alimentation.

Les transports par wagons et par navires frigorifiques doivent tôt ou tard amener dans l'alimentation et dans ses prix une révolution, dont nous ne pouvons encore mesurer la portée. Elle a commencé en Angleterre. Elle avait commencé en Amérique, mais là, s'est arrêtée; je dirai pourquoi.

« En Angleterre, dit M. A. Gautier, près de 2 millions de quintaux de viande frigorifiée, de bœuf ou de mouton, apportent annuellement à la population un supplément de viande excellente et à bon marché. C'est ainsi que les herbages des prairies naturelles, presque inutilisées auparavant, de l'Amérique du Sud, de l'Australie et même de la Nouvelle-Zélande, sont venus nourrir les ouvriers européens », — excepté les nôtres.

Et rappelons que les navires et les wagons frigorifiques ne transportent pas que des viandes, qu'ils transportent aussi des légumes, des fruits, les amenant de tous les pays du monde.

En Amérique, voici ce qui s'est passé, et qu'il est intéressant de connaître.

Les centres d'élevage sont à l'ouest, les centres de consommation surtout à l'est. Avant la création des wagons frigorifiques, le bétail venait des pays de l'ouest dans les pays de l'est, pour y être abattu par les boucheries locales. Beaucoup de bêtes maigrissaient, se dépréciaient, périssaient en route.

Aujourd'hui les bêtes sont abattues dans l'ouest, découpées, puis transportées et conservées indéfiniment par le froid ; de grandes économies sont réalisées de la sorte, puis qu'aucunes des pertes que causait le transport n'existent plus, et que d'un bœuf l'on n'envoie plus que les 45 0/0 utilisables pour la consommation. L'utilisation des 55 0/0 de sous-produits plutôt coûteux pour les bouchers, quand dans l'est ils abattaient eux-mêmes la bête envoyée entière, est plus facile et plus avantageuse, on le conçoit, quand elle est opérée en gros par les grands abattoirs de l'ouest ou près d'eux. Enfin il n'existe plus qu'une entreprise d'abatages, et dé là, en raison de la loi de concentration industrielle, une économie se fait encore.

Toutes ces économies très grandes auraient, en dernier lieu, dû profiter au consommateur. Mais le *trust* du bœuf est venu ; et elles ont été dévorées par les accapareurs, contre lesquels on lutte justement et énergiquement aujourd'hui.

Ce n'est donc là qu'un accident, et cet état de choses ne pourra durer.

Une diminution importante du prix de toutes les substances alimentaires sera partout un jour produite ainsi par l'emploi, pour leurs transports, des procédés frigorifiques ; et nous devrions en France commencer à y penser davantage.

Les transports des aliments par colis postaux pourraient être encore très avantageux à bien des ménages. Mais les Compagnies de chemins de fer n'en veulent plus, et sembleraient s'être entendues avec les intermédiaires, pour décourager les consommateurs tenté de se passer d'eux. Sans doute les prix de transports par nos grandes Compagnies de chemins de fer sont aujourd'hui, ou à très peu près, ce qu'ils doivent être, et il ne semble pas que d'une façon sensible pour les consommateurs on puisse les abaisser davantage. Mais les Compagnies devraient revenir sur le mauvais vouloir qu'elles apportent à cet envoi des expéditions alimentaires par grande vitesse.

Certainement on ferait des achats à bien meilleur compte, et dont bénéficieraient le consommateur, et les centres même de production, si l'on avait la collaboration des Compagnies de chemins de fer pour cette rapidité, absolument nécessaire ici, des expéditions.

On comprend que les grands restaurants à bon marché, dont je veux la création, en passant de forts marchés, pour 6 mois ou un an, avec les producteurs mêmes et les éleveurs, dans ces contrées de France où la vie n'est pas chère, obtiendraient des prix très avantageux ; et ils les pourraient obtenir aussi des pêcheurs bretons, dont le poisson est acheté à vil prix par les marayeurs. Mais je conviens qu'il faudrait que ces restaurants fussent créés par une Société ou des Sociétés assez puissantes, pour qu'elles pussent victorieusement lutter contre la coalition des parasites, marayeurs, chevillards, etc., et aussi pour obtenir des Compagnies des chemins de fer l'expédition par des trains rapides de toutes les substances alimentaires qui leur seraient destinées.

CHAPITRE IX

L'ALIMENTATION MALSAINE, LES FALSIFICATIONS, ET LES NOURRITURES D'AUTREFOIS ET D'AUJOURD'HUI.

L'alimentation à bon marché, dont parle ce livre, est une alimentation saine, suffisante, vraiment nu·tritive, et ne peut être, bien entendu, une alimentation vile à vil prix.

Il faut donc rappeler que l'alimentation peut être malsaine souvent, et parfois dangereuse comme un poison, rappeler qu'à propos d'elle nous avons sans cesse à veiller, à nous protéger, ou nous faire protéger contre des fraudes ou des crimes, que dès lors il est nécessaire de s'instruire sur cela aussi et de ne pas rester dans l'ignorance, l'inconscience, l'insouciance, puisque la lutte est perpétuelle de l'homme contre l'homme et contre les choses.

Quelquefois pour des appétits de plaisirs, des besoins frivoles, souvent pour boire, trop souvent par nécessité, que d'ouvriers, d'employés, hommes ou femmes, recherchent, acceptent ou subissent une alimentation à vil prix, plus ou moins malsaine !

Les bas prix, en effet, ne peuvent être obtenus

en bien des restaurants ou des ménages que par
l'achat de subsistances qui sont de médiocre ou de
de très mauvaise qualité, adultérées, parfois toxiques.

L'alimentation peut être malsaine pour deux raisons : la *mauvaise qualité* et la *falsification des
produits*.

Leur mauvaise qualité : Les viandes putréfiées généralement ne sont pas consommées, car leur
odeur prévient de ne pas y toucher ; mais cette
odeur est quelquefois habilement masquée, et des
commerçants les débitent.

On sait que l'ingestion de ces viandes provoque
des accidents septiques souvent graves, et peut
amener la mort.

Ces intoxications sont très fréquentes dans nos
casernes, et de jeunes soldats meurent pour quelques francs qu'ont gagnés des misérables, en écou-
lant des viandes qu'ils savaient pourries. Or la loi et
ses magistrats, comme toujours, sont plutôt indul-
gents à ces commerçants homicides.

On sait que des services sanitaires existent dans
les grandes villes pour empêcher la mise en vente
des viandes reconnues malsaines.

En 1900, le service de Paris a pu opérer la saisie
aux Abattoirs de 699,169 kil. de ces viandes altérées
ou infectées ; aux Halles centrales, de 368,498 kil.,
sans compter les saisies au marché aux bestiaux,
aux tueries particulières, aux différents marchés,
aux boucheries, aux charcuteries, dans les triperies, chez les marchands de gibier et de volailles ;
et en tout, la saisie fut de 1.101.665 kil.

On se rappelle le scandale abominable des conserves de Chicago, On voit donc que toujours il se

faut méfier, et aussi toujours, s'il est possible, s'adresser à des magasins ou à des restaurants qui mériteraient toute confiance.

Voici les conclusions d'une étude sur les *viandes insalubres*, que M. Vallée a publiée dans le premier numéro de la *Revue de la Société d'hygiène alimentaire* :

« Si l'on considère la nature des accidents consécutifs à l'ingestion des produits d'origine animale (muscles, viscères) que l'on peut qualifier de *pathogènes*, on distingue parmi ceux-ci :

1º. — Des viandes et viscères capables de transmettre au consommateur les *maladies microbiennes communes* à l'homme et aux animaux (charbon, morve, tuberculose);

2º. — Des viandes et viscères susceptibles de provoquer chez l'homme des affections parasitaires non microbiennes (trichinose, ladrerie etc,);

3º. — Des produits issus d'un organisme atteint de maladies microbiennes non transmissibles ou non parasitaires, ou provenant d'un animal sacrifié en bonne santé, mais altérés ultérieurement, produits dont la consommation est pour l'homme une source d'infections intestinales ou d'intoxications parfois très redoutables.

« D'autres viandes, dépourvues de toute qualité pathogène ne doivent point être consommées, soit parce qu'elles possèdent une saveur désagréable, soit parce qu'elles sont répugnantes à raison de leur aspect extérieur ou de leur odeur (viandes des animaux mal nourris ou médicamentés...)

« L'étude des moyens de contrôle de la salubrité des viandes constitue un chapitre d'hygiène alimentaire de la plus haute importance.

« Actuellement les procédés de contrôle utilisent surtout les données anatomo-pathologiques. Les inspecteurs apprécient les viandes d'après leur odeur, leur couleur, leur consistance ; ils recherchent les caractères des grandes séreuses, des ganglions et pratiquent — lorsque les administrations qui les commettent leur en fournissent les moyens, ce qui est exceptionnel — le contrôle microscopique des viandes qu'ils considèrent comme suspectes, dans le but d'y déceler soit des parasites, d'ordre zoologique, soit des bactéries.

« Malheureusement, ce contrôle microscopique est rendu difficile. même dans nos services les moins mal organisés, par l'absence de laboratoires suffisants ou de locaux frigorifiques, où l'on pourrait tenir en fourrière durant quelques heures les viandes qui paraissent légèrement suspectes, afin de les soumettre, sans crainte de les voir s'altérer, à un contrôle plns complet. Cette création est particulièrement intéressante pour Paris qui reçoit chaque année cinquante millions de kilogrammes de viandes foraines, dont la pénétration sur le marché parisien, on le peut comprendre, nécessite un contrôle sévère.

« Les méthodes actuellement utilisées pour l'examen des viandes sont parfois insuffisantes ; il serait donc utile de mettre à l'étude de nouveaux procédés de contrôle plus précis. »

La présence de parasites d'origine animale, rencontrés chez les animaux et chez l'homme, légitime aussi les conclusions présentées au Congrès d'hygiène alimentaire par M. H. Martel ;

« 1°. — Il convient de *rendre obligatoire*, comme en Belgique et en Allemagne, *sur toute l'étendue du ter-*

ritoire, l'inspection sanitaire des viandes, de la vo-
laille, du gibier et du poisson ;

2° — En raison de leurs compétences spéciales,
les services vétérinaires qui existent à la frontière,
dans les départements et dans les communes sont dési-
gnés pour assurer l'inspection sanitaire et permanente
que l'hygiène et le public réclament ;

3° — Pour assurer d'une façon plus précise et
plus rapide l'organisation de l'inspection des viandes, il est urgent qu'*une loi intervienne et complète*
les articles 27, 28 et 63 de la loi du 21 juin 1898 sur
la police rurale concernant les personnes, les animaux
et les récoltes. »

Le cheval n'ayant jamais le tænia ni la tuberculose, sa viande serait donc à préférer comme viande
crue, pourvu, bien entendu, qu'elle provînt d'un
cheval absolument sain.

Les végétaux aussi peuvent produire des accidents
multiples, d'abord les végétaux toxiques, tels que
les champignons, certains légumes et fruits des
pays chauds, ainsi des haricots de Java (1).

Mais les végétaux encore peuvent être malades,
comme les animaux, et leur ingestion provo-
quera des affections diverses. On sait les épidémies dues à l'ergot de seigle, parasite du seigle.
La pellagre semble due au développement du
sporisorium maïsis, un champignon de la gaine
du maïs. Du riz malade viendrait le béribéri,

---

(1) Voir sur les *légumes toxiques,* pouvant causer le « botu-
lisme » végétal, et sur les légumes naturellement toxiques
une communication au Congrès d'hygiène, par M. Émile Kohn-
Abrest. Parmi ces derniers, à noter surtout les pois de Java,
les fèves de Kratock, les pois Amer, les pois d'Achery, et
moins toxiques, mais à contrôler sévèrement les haricots
du Cap, de Lima, de Java, et surtout de Birmanie.

ou tout au moins une des variétés du béribéri.

Par le contact des fumiers, les germes répandus à la surface du sol peuvent se trouver sur les légumes alimentaires, et même être absorbés par eux. Ce sont des faits à connaître, au moment où se généralise la pratique de l'épandage des eaux d'égout; et le Comité consultatif d'hygiène a sagement prohibé la culture en ces champs d'épandage des légumes ou fruits mangés crus (1).

Enfin les végétaux peuvent, s'ils sont lavés avec des eaux sales, transmettre de gros parasites, tœnias, douves, etc., ou des microbes. La fièvre typhoïde, on ne l'ignore pas, est causée souvent par des légumes mangés crus, ainsi des salades, qui ont été arrosées ou lavées avec des eaux polluées. Donc il faudrait laver toujours, une fois au moins, avec de l'eau bouillie, les légumes ou les fruits que l'on doit manger sans les faire cuire.

Les conserves, si précieuses, et d'abord pour l'alimentation à bon marché, doivent, quand elles viennent de l'étranger surtout, être l'objet d'une attention vigilante. Les magasins qui les vendent ont un grand intérêt à s'adresser toujours aux maisons, dont la marque serait pour eux et les consommateurs une garantie de sécurité parfaite.

Il est impossible de donner ici un aperçu de toutes les *falsifications alimentaires* employées à notre époque. Elles ont pris en ces dernières années, grâce aux progrès de la chimie et de l'industrie, un développement inconnu encore. La science, comme toutes les forces, fait le bien et fait le mal, mais elle

____

(1) Séance du 24 mars 1902.

sait combattre aussi, limiter ou réparer le mal qui vient d'elle.

Que de falsifications je pourrais signaler, de fraudes alimentaires, et d'aliments auxquels l'on ajoute des antiseptiques plus ou moins nocifs pour les conserver ! L'énumération en serait infinie, et je renvoie aux travaux spéciaux, à celui par exemple de M. Paul Breteau, *le Guide pratique des falsifications et altérations des substances alimentaires*

Je mentionnerai cependant quelques faits.

Beaucoup d'œufs aujourd'hui arrivent de Turquie, de Russie, de plus loin même, dont les jaunes et les blancs sont renfermés en des flacons différents, et se conservent grâce à des antiseptiques. On peut fabriquer une omelette en mélangeant le contenu des deux flacons, et si le bénéfice du restaurateur est appréciable, on doit se demander si l'omelette obtenue ainsi ne sera pas quelque peu nuisible ?

Il est facile de reverdir les haricots secs en les trempant dans l'eau ; en effet leur germination commence, mais avec elle se développent des moisissures (*penicillium glaucum*) entre les cotylédons, au-dessous des enveloppes de la graine ; et l'on a observé des cas d'intoxication à la suite de l'ingestion de ces haricots reverdis.

Le pain est l'objet de diverses falsifications, et l'on vient de voir, dans le midi, le scandale de toutes ces farines mêlées de talc.

Le secrétaire de la fédération des ouvriers boulangers a indiqué, il y a peu de temps, dans la *Voix du peuple*, un certain nombre de falsifications commises dans les boulangeries. Il paraîtrait, d'après lui, que l'on ajoute parfois à la pâte de l'alun ou du carbonate de potasse, qui lui font absorber plus d'eau.

La couperose blanche (qui n'est autre que du sulfate de zinc) permet, en la mélangeant à la pâte de conserver le pain à l'état frais.

Le sulfate de cuivre ou le carbonate d'ammoniaque permettent d'économiser la levure, et de fabriquer un pain, qui a bon aspect, avec des farines détériorées.

Innombrables et d'une habileté rare sont les falsifications des vins et des liqueurs, qu'enfin il a fallu combattre par des mesures législatives particulières (1).

M. Albert Sarraut s'est élevé avec force contre ces falsifications des vins dans un discours prononcé à la Chambre le 16 déc. 1904.

Elles expliqueraient peut-être pourquoi tant de Parisiens aujourd'hui ne boivent plus que de l'eau. Un grand nombre de dyspeptiques ont dû commencer à l'être, quand tant de vins frelatés furent mis en vente au temps du phylloxéra.

On ne saurait aujourd'hui encore avoir recours trop souvent, quand un vin, quand une boisson, ou une denrée, semblent suspects, à ces institutions, qui nous protègent, les Laboratoires municipaux.

Devant ces fraudes, il était très simple et il était utile que l'on profitât de l'énorme production vinicole, pour acheter à fort bon marché beaucoup d'excellents vins naturels et pour les revendre avec un faible bénéfice, cette opération devant servir à tout

____

(1) On pouvait lire récemment en des journaux : *Extrait de Bordeaux* : un flacon (de 85 g.) suffit pour donner le bouquet des Vins de Bordeaux à une barrique de 230 à 550 litres. 2 francs. *Bouquet de Pomard et de Bourgogne*, le parfum (100 g.) 3 francs. *Essence de Madère, Muscat, Malaga*, etc., pour fabriquer tous ces vins avec du vin ordinaire, la dose pour 100 litres, 5 francs.

le monde, au producteur, au consommateur et à l'opérateur. Nous félicitons ainsi le Dr de Rothschild d'avoir tenté cette entreprise, qui du reste a fort bien réussi, au point de vue de l'alimentation et de bon marché.

Le législateur s'était donc ému de toutes ces falsifications, de tous ces dols, si dangereux souvent, et des lois étaient intervenues pour y mettre fin, je rappelerai la loi du 5 août 1905 sur *la répression des fraudes dans la vente des marchandises et les falsifications des denrées alimentaires ou des produits médicamenteux*. Mais ces lois ne sont-elles pas appliquées trop rarement et quand elles le sont, avec une insuffisante sévérité?

La crise viticole vient de révéler hautement que des raisons politiques ou autres, en dépit du grand principe républicain de l'égalité devant la loi, assuraient trop souvent l'impunité à des fraudeurs sans nombre et très coupables.

A propos de la fraude des farines dans le sud-ouest de la France, M. Eugène Roux, inspecteur général des laboratoires de l'État, et directeur de la répression des fraudes au ministère de l'agriculture, disait à un rédacteur du *Matin* : « Autrefois en dehors du territoire des quelques villes qui, à l'imitation de Paris, avaient organisé une police alimentaire (Lille, Rennes, Brest, Toulouse, Nîmes, Lyon, Saint-Étienne), la fraude s'exerçait librement.

« Aujourd'hui, dans tous les départements, des agents (commissaires de police, etc.) sont agréés ou vont l'être ; ils seront spécialement chargés de procéder au prélèvement de toute matière suspecte.

« Il est déplorable que, faute d'argent, le Ministère de l'agriculture soit dans l'impossibilité de créer des agents exclusivement employés à pourchasser les fraudeurs dans le commerce des vins et des farines.

« Le commerce des beurres est défendu de cette façon : des surveillants sont à poste fixe dans toutes les margarineries et trois inspecteurs régionaux le surveillent sur toute l'étendue du territoire. On peut affirmer que, sans eux, on ne vendrait plus un kilo de beurre pur en France.

« Sait-on que la fraude sur les matières employées pour l'alimentation rapporte aux fraudeurs un demi-milliard par an ? Ils peuvent, n'est-il pas vrai, sacrifier une partie de ces bénéfices pour se défendre et ils n'y manquent pas.

« Et je ne parle pas du dommage causé à la santé publique ! Car non seulement on nous vole, mais on nous empoisonne. On tue même nos enfants par le mouillage du lait !

« Quoi qu'il en soit, en ce moment, plus de sept cents agents ont reçu des instructions spéciales pour prélever toutes les denrées suspectes. Les échantillons, prélevés en quatre exemplaires, sont envoyés à la préfecture, qui adresse l'un d'eux au laboratoire de la région, aux fins d'examen.

« Vingt-sept de ces laboratoires sont agréés. Bientôt, Montpellier, Marseille et Rouen seront pourvus, et la surveillance sera établie dans les quatre-vingt-six départements, placés dans le ressort des vingt-sept laboratoires agréés.

« Désormais, les efforts des chimistes de ces établissements vont se trouver coordonnés. Dès que l'un d'eux constatera une fraude nouvelle, il la signalera au service de la répression des fraudes, et ce service, à son tour, la signalera à tous les laboratoires et attirera l'attention de tous les agents départementaux de prélèvement (1). »

Toutes ces traîtrises, ces escroqueries, parfois ces crimes, et ce commerce, cette industrie élevée à une telle perfection dans la ruse, le mensonge, le vol, ne sont pas pour étonner certains pessimistes, dont les yeux savent *voir*, et qui ont de l'humanité présente, ou passée, la juste opinion qu'elle mérite. Mais les pessimistes, qui n'ont, par contraste, que plus d'estime et de dilection pour les honnêtes gens, pour ces exceptions dans la foule humaine, n'ont aussi que plus d'ardeur à les défendre, et ont alors, ce que les optimistes d'ordinaire n'ont pas assez, la résolution très ferme de transformer, s'il est possible, le monde en plein chaos toujours, et cet animal de proie, cet être humain le plus souvent médiocre, quand il n'est pas vil, méprisable, délinquant ou criminel.

On voit ainsi par combien de malfaiteurs, plus ou moins dans l'ombre, nous sommes sans cesse environnés et menacés. Il faut leur faire face de toutes parts, et, pour cela, s'instruire d'abord, puis s'organiser, puis lutter.

(1) M. A. Gautier dans son discours d'inauguration du Congrès d'hygiène alimentaire, disait aussi :

« Les États par la création et la dotation de laboratoires techniques, de conseils et de bureaux d'hygiène, d'écoles d'experts assermentés devant les tribunaux, doivent aider à empêcher la fraude, protéger la santé publique et le commerce loyal, renseigner le public sur ses intérêts immédiats; le protéger contre ceux qui vivent d'entreprises véreuses, spécialement sur la qualité ou la nature des aliments de première nécessité. A ce point de vue, la réorganisation de la défense sociale est d'autant plus nécessaire que la science progresse vite et avec elle l'habileté des fraudeurs et leur audace.

« Il est une maladie terrible, la tuberculose, qui chaque année fait à elle seule, en France, plus de cent mille victimes. C'est

On remarquera que toutes ces fraudes, tous ces vols atteignent, lèsent surtout les pauvres gens, ceux qui ne se nourrissent pas dans les restaurants de premier, de second, ou même de troisième ordre, et ne peuvent s'approvisionner non plus dans les magasins les plus sûrs. C'est pour cela que j'insiste sur cette grave question. Le devoir d'un gouvernement démocratique — et il est temps que le nôtre enfin le comprenne — est donc de pourchasser sans indulgence, sans pitié, ces innombrables voleurs, parfois homicides. Le fera-t-il?

Et les aliments d'aujourd'hui ne valent pas toujours ceux d'autrefois.

Nous venons de voir que les progrès de la science, qui sont un bien, s'accompagnaient, comme tout bien en ce monde, de quelque mal. Je vais le prouver encore.

Voici deux œufs, ou deux kilogrammes de viande, ou deux litres de lait de provenance différente : ils différeront l'un de l'autre, selon la nourriture donnée aux poules ou aux ruminants,

l'équivalent de la population d'une grande ville, comme Toulouse ou Rouen. L'on vient d'établir que ce n'est pas moins par les poussières introduites dans le poumon, que par les aliments et par le tube digestif que nous contractons le mal. Dès lors, ne semble-t-il pas nécessaire que dans nos laboratoires municipaux, nos marchés, nos campagnes, on puisse trouver des techniciens capables d'examiner à ce point de vue (et d'une façon générale au point de vue des altérations de toute espèce), la viande, le lait, les légumes que nous consommons à l'état frais? ne convient-il pas que dans nos plus petites villes des vétérinaires soient chargés par l'Etat de soumettre à la tuberculine nos vaches laitières avec droit d'abatage des animaux dangereux? Demandons avec insistance aux pouvoirs publics de compléter, de créer dans les pays où elle fait défaut cette organisation protectrice. Il s'agit de l'existence de milliers de vies humaines. »

qui fournissent ces œufs, ces viandes, ces laits.

Les oiseaux qui se nourrissent de grains ont bien entendu un tout autre goût que ceux dont l'alimentation est faite de poissons. Or, on élève maintenant, près des grands centres, des animaux de basse-cour avec des résidus industriels. On leur donne, dit M. Paul Difiloth, dont les travaux font autorité en la matière, des farines de viandes, des tourteaux de maïs, des touraillons (résidus de brasseries), des betteraves et des pommes de terre avariées, des larves de vers à soie, des déchets de sardineries, des farines de poissons, etc.

Certes, cette alimentation avec des ordures revient à meilleur marché que celle qui est faite avec des grains de blé, d'avoine ou de sarrasin. Mais la chair de l'animal est toute différente de celle, si délicate, des poulets nourris, comme normalement ils devraient l'être. Les œufs des poules, nourries avec ces déchets, n'auront pas non plus le même goût que ceux des poules dont la nourriture est normale.

Pour obtenir une grande quantité de légumes, on fume abondamment les jardins potagers avec du nitrate de soude, et moins avec les phosphates de chaux, qui donnent aux plantes les sels nécessaires à notre alimentation ; l'on obtient ainsi des légumes aqueux, n'ayant pas la même richesse nutritive que ceux cultivés dans un bon sol, bien phosphaté.

Une fois encore on voit quelle attention, quelle surveillance il faut apporter à tout ; on voit combien la chimie et le progrès créent de périls, que nous avons sans cesse à reconnaître et démasquer, pour nous en défendre.

La viande de boucherie souvent n'a plus la même

saveur qu'autrefois, et souvent aussi nourrit moins.

C'est qu'autrefois, les bestiaux à l'engrais, vivant l'été dans les prairies grasses, se nourrissaient d'herbe fraîche, et l'hiver, de foin à l'étable. Aujourd'hui à l'étable on pratique trop souvent l'engraissement intensif, et l'on donne aux bestiaux des résidus de tout genre. La viande, produite ainsi, n'a plus le même aspect : la graisse en est jaune, fluide, molle, tandis que celle des bœufs nourris avec de la bonne herbe est blanche et ferme. Jadis les vaches n'avaient qu'une seule gestation annuelle, au printemps. Elles ont maintenant des vêlages hivernaux. On est arrivé à obtenir d'elles un rendement en lait jusque-là inconnu, tout en diminuant les frais de leur alimentation ; on les nourrit avec des tourteaux, des pulpes et des drêches qu'on leur présente souvent à l'état tiède, c'est-à-dire avec une saveur alcoolique qui leur est agréable. Les vaches produisent habituellement sous nos climats de 5 à 8 litres de lait par jour. Il est évident que les 20 à 30 litres qu'on arrive à leur faire rendre ainsi, aux risques de les affaiblir et de les prédisposer à la tuberculose, n'ont plus la même saveur, ni la même valeur nutritive.

Le beurre lui-même a un goût différent d'après le lait dont il provient, et les tourteaux dont on nourrit les vaches.

Le porc est devenu un « vidangeur économique », suivant l'expression américaine ; ne lui donne-t-on pas des raclures de fromages, des laits avariés, des débris d'équarissage, des déchets de triperies, les produits de l'écharnage des peaux, des rognures de peaux de gants, des vers à soie malades de la flacherie, des larves du bombyx ébouillantées, et des débris de poissonneries, des têtes de sardines, etc ?

Diffloth a signalé des porcs à qui on donnait chaque jour 1 kil. 1[2 d'excréments de vers à soie, purs ou délayés dans des eaux grasses.

On voit donc et l'on peut comprendre que beaucoup des aliments d'aujourd'hui ne valent pas toujours ceux de jadis, n'ayant ni le même goût, ni les mêmes qualités nutritives, sans parler de leur danger parfois.

Ainsi non seulement on doit redouter les viandes, les plantes malades et nocives, et les aliments sophistiqués, mais encore il nous faut regretter de ne pouvoir toujours goûter ces nourritures savoureuses, habituelles aux générations du passé, qui étaient moins âpres au gain que ne le sont les nôtres. Gagner trop et trop vite est un des vices de cette époque et qui s'aggrave de plus en plus. La civilisation, on le voit, a ses torts et a ses tares.

Nous voulons l'alimentation à bon marché, mais ce n'est pas de la sorte que nous la voulons obtenir, et il est nécessaire que tout être humain soit nourri autrement que le porc, le « vidangeur » de Chicago.

La décadence de la cuisine moderne, surtout sensible en nos provinces, est due sans doute à bien des causes, d'abord à la moins bonne qualité des produits, mais aussi à l'abandon, à la perte des vieilles traditions culinaires, nationales et régionales, que certains d'entre nous tentent de remettre en honneur (1), enfin à la disparition déplorable de la rôtisserie d'autrefois, partout malheureusement remplacée par le four de l'affreux poêle de fonte.

(1) La *Société d'art populaire et d'hygiène* veut défendre aussi les traditions de la cuisine française régionale : question d'esthétique encore et d'hygiène.

CHAPITRE X

L'ALIMENTATION SAINE ET RATIONNELLE
LES DANGERS DE LA SURALIMENTATION CARNÉE

L'alimentation rationnelle sera nécessairement toujours saine. Mais une alimentation très saine, qui ne serait pas rationnelle, pourrait être ou devenir malsaine : voici des pâtes d'Italie, du pain excellent, du sucre, nourritures saines assurément, mais, irrationnelles, elles seront malsaines pour le diabétique et l'obèse, par exemple.

L'homme est en partie fait ou défait par sa nutrition, toujours en équilibre instable, comme son système nerveux, qui en est le régulateur, comme sa santé, comme sa vie. Dans l'homme d'aujourd'hui, surtout des villes, s'observent deux tempéraments principaux, d'où deux diathèses affectant aussi la race, *le tempérament à nutrition retardante, le tempérament à nutrition accélérée.*

La nutrition retardante est une des caractéristiques de l'arthritisme, sous ses formes très multiples, plus ou moins graves ; la nutrition accélérée prépare le terrain de la tuberculose, sous ses formes multiples aussi, graves ou légères.

L'arthritisme relève donc de la nutrition; ses troubles sont surtout chimiques.

La tuberculose, d'ordre infectieux plutôt, relève de la nutrition aussi, mais de la nutrition accélérée, préparant le terrain pour la germination microbienne.

L'arthritisme est la maladie des riches, quelquefois même des riches par le cerveau; il est aussi la maladie des villes. La tuberculose, comme lui, maladie surtout des villes, est le plus souvent une maladie de misère, et de misère physiologique. Le microbe de Koch, qui la produit, est aujourd'hui partout, et nous le respirons, nous l'absorbons partout; c'est donc moins lui qui nous doit inquiter, que le terrain de culture se formant en certaines conditions, et où il tombe, germe, se développe. Il peut frapper les riches, mais alors prédisposés par leur tempérament héréditaire à cette nutrition accélérée, ou qui l'ont acquis à la suite de surmenage, d'usure générale, et sont tombés eux-mêmes dans un état de misère physiologique (1).

Généralement, c'est en haut que règne et s'étend l'arthritisme ; généralement c'est en bas, parmi les classes pauvres des villes que s'étend et règne la tuberculose. J'ai montré les dangers de l'habitation et de l'alimentation insuffisantes et malsaines, qui la préparent, l'entretiennent, l'aggravent. J'ai à montrer ceux d'une alimentation en excès, surtout de la suralimentation carnée, qui entretient, aggrave ou prépare l'arthritisme.

Il est démontré qu'aujourd'hui l'on mange trop, et

(1) La notion de la nutrition retardante est due au Professeur Bouchard, celle de la nutrition accélérée, et surtout sa démonstration ou sa preuve, au Prof. Alb. Robin.

mal aussi, étant données les conditions de la vie moderne, qui n'est plus la forte vie physique, la vie musculaire active de beaucoup des hommes d'autrefois.

Or, ces abus, ces excès ne vont pas sans entraîner dans l'économie des désordres plus ou moins graves.

« Nous sommes obligés aujourd'hui, dit un des médecins les plus éminents de notre époque, le Dr Huchard, de combattre l'abus de l'alimentation animale, de la nécrophagie, démontré par les chiffres suivants : en France, de 1850 à 1870, l'augmentation de l'alimentation végétale s'est traduite par le chiffre de 63 0/0 et l'augmentation de l'alimentation animale par celui de 157. Depuis 1870, nous avons encore fait du chemin ! Et je répète avec plus de conviction que jamais, ce que j'écrivais dès 1889 :

« Je suis convaincu que les excès et surtout les erreurs d'alimentation, en jetant dans l'organisme un grand nombre de substances toxiques, telles que les ptomaïnes, non éliminées par le filtre rénal, devenu de bonne heure insuffisant ou imperméable, sont une cause fréquente d'artériosclérose. Certaines toxines alimentaires possèdent des propriétés convulsives agissant sur la musculature vasculaire ; il en résulte dans tout le système artériel un état de spasme plus ou moins permanent, lequel produit rapidement de l'hypertension et consécutivement l'artériosclérose. La conclusion thérapeutique est celle-ci : il faut prescrire un régime, d'où sont exclus les aliments plus ou moins riches en ptomaïnes ou en matières extractives. » (1).

____

(1) Huchard, *Maladies du cœur et des vaisseaux.*

Comment s'établit l'arthritisme, qui prend une si large place aujourd'hui dans la pathologie, et qui, déchéance individuelle d'abord, devient par hérédité une déchéance familiale et ainsi une déchéance de la race?

L'arthritisme héréditaire semble dû à la nutrition retardante héréditaire; l'arthritisme acquis, à une alimentation en excès ou irrationnelle, produisant peu à peu cette nutrition retardante.

« L'alimentation irrationnelle et trop riche, dit le Dr Héricourt (1), multipliera dans l'organisme des substances anormales, produits d'une élaboration imparfaite des matériaux de la nutrition, qui, se comportant comme des substances véritablement toxiques, affectent les éléments cellulaires des divers organes » et viennent, comme je l'ai établi, irriter des parties originairement irritables du tissu conjonctif (2).

« Les tempéraments nerveux et bilieux semblent le plus souvent aussi dériver du tempérament arthritique. Ces substances toxiques agissent en effet sur la substance nerveuse, et sur le foie, comme sur

(1) Dr Héricourt, *Hygiène moderne*, 1907.
(2) La nutrition retardante s'accompagne héréditairement, selon moi, d'un certain état, d'une certaine déchéance du tissu conjonctif, vue aussi et signalée par un maître, le Dr Hanot, et prédisposant ce tissu à toutes les manifestations arthritiques ou que l'on dénomme ainsi. Elles portent en effet le plus généralement sur ce tissu conjonctif, faible ou aisément irritable chez l'arthritique : d'où toutes les manifestations de l'arthritisme sur les articulations, celles par exemple du rhumatisme articulaire aigu, maladie infectieuse du reste, ou de tout autre rhumatisme infectieux, d'où les scléroses, par prolifération de ce tissu, d'où les varices, les hémorrhoïdes, les hernies, par sa faiblesse et son relâchement. Voir : Dr Cazalis, *Contribution à la pathogénie de l'arthritisme.* Doin, éd.

d'autres glandes, les faisant pécher par excès ou défaut, surtout par défaut; et leur insuffisance produit des troubles qui peuvent compter encore parmi les manifestations de l'arthritisme.

« La nutrition ralentie consiste donc en une insuffisance de l'élaboration et de la transformation des matériaux apportés par l'alimentation, et qui doivent servir à la production de la chaleur et à l'entretien des tissus. Prenons un fait simple : la transformation parfaite des déchets cellullaires, leur combustion complète doit aboutir à la formation de l'urée, corps extrêmement soluble, et dont l'élimination par le filtre rénal est par suite facile.

« Mais lorsqu'il y a ralentissement de la nutrition, cette mutation des éléments nutritifs se fait incomplètement, et il y a formation, entre autres produits, d'acide urique et d'urates qui prennent la place d'une certaine quantité d'urée.

« Or l'acide urique et les urates sont des corps très peu solubles, qui par la suite s'éliminent difficilement par les reins, les encrassent, et séjournent longtemps dans le torrent circulaire, irritant les organes baignés par lui, et les vaisseaux même. D'où toute une série de troubles et d'accidents plus ou moins sérieux, dérivant de cette présence anormale dans l'organisme d'une quantité plus ou moins grande d'acide urique et d'urates.

« Ainsi considérée, la nutrition ralentie se traduirait simplement par l'uricémie, c'est-à-dire par l'adultération urique du liquide sanguin. En réalité les faits sont plus complexes, car la nutrition ralentie n'a pas seulement pour conséquence la formation de cet acide. Dans les échanges nutritifs imparfaits, les matières grasses, mal utilisées, donnent aussi naissance à divers dérivés, également insolubles, et il se forme vraisemblablement maintes toxines dont les effets s'ajoutent à ceux de cet acide, les compliquent et les aggravent. Et dans la pratique, il sera logique de considérer l'uricémie comme l'équivalent de l'arthrisme, puisque le traitement de l'une est le corectif suffisant de l'autre. »

Je rappellerai maintenant quelques-unes de ces manifestations de l'arthritisme, et que l'on pourrait nommer ses accidents primaires, secondaires, tertiaires.

Tous ces accidents peuvent être expliqués par les variations du milieu humoral adultéré par les produits d'une nutrition mauvaise.

Affections de la peau, urticaire, œdèmes, conséquences du passage de ces toxines par la peau, mais prédisposée à l'irritation ; migraines, désordres intestinaux, débâcles souvent heureuses, conséquences de l'irritation du groupe digestif par des toxines, des fermentations ou de l'acide urique ; conjonctivites, catharres naso-pharyngés, pour les mêmes causes ; dyspepsie surtout, dyspepsie flatulente, avec troubles cardiaques réflexes, par exemple des intermittences du pouls, toujours de même origine ; puis accidents, que j'appellerai secondaires, hémorrhoïdes, névralgies, sciatique, goutte franche ou larvée, albuminurie par orage urique sur les reins, et hématuries, et cystites, enfin accidents tertiaires : brightisme, artériosclérose (1), diabète ou cancer, et je ne parle ni des troubles du foie ou du système nerveux, dus encore à leur irritation prolongée par toutes ces substances chimiques anormales.

(1) Maladie si fréquente aujourd'hui et si parfaitement étudiée par le Dr Huchard.

On voit donc la gravité de l'arthritisme, et combien ses formes sont multiples, et comment il affecte la vie de l'individu et celle de la race.

Alors que doit manger et que doit boire l'arthritique ?

« L'arthritique, dit le Dr Héricourt, mange trop et trop richement, parce que ses aliments en excès ne peuvent être utilisés, brûlés tous, et qu'ils produisent des substances toxiques, comme des charbons mal brûlés, ou trop de cendres, qui encrasseront l'organisme. Il mange trop aussi parce qu'originellement, par hérédité, il n'est pas capable de faire subir à ses aliments ces transformations parfaites, qui doivent en faire des substances d'une absorption et d'une alimentation faciles, et qu'ainsi même en s'alimentant à son appétit, il arrive en réalité à s'empoisonner encore.

« L'arthritique, d'une façon générale, sera donc sobre et aura pour règle de quitter la table, sans avoir pleinement satisfait son appétit- »

Ceci dit pour la quantité, — que l'étude de la ration alimentaire nous permettra d'établir, — venons à la qualité des aliments.

Puisqu'il est disposé déjà à faire des toxines et de l'acide urique, l'arthritique à cet acide et aux toxines qu'il fabrique aussi, ne devra pas ajouter d'autres toxines encore, ni des produits voisins de l'acide urique, comme l'acide oxalique, ni des produits comme les nucléines, qui aisément se transforment en acide urique. « Puis son foie est sans cesse occupé à détruire les poisons qui circulent dans son sang ; or un excès de travail fera tomber son foie dans un état d'insuffisance physiologique, d'où apparition de crises spéciales, de migraines et autres troubles. »

Il devra donc, en son alimentation, éviter le gibier faisandé, ou, si son régime doit être sévère, même le gibier non faisandé, le perdreau, le faisan, le canard, le pigeon, et les viandes blanches qui renferment beaucoup d'extraits toxiques, et produisent de l'acide urique, — les viandes blanches, c'est-à-dire les chairs des animaux jeunes, celle du veau, par exemple, comme aussi les aliments gélatineux, tête, pieds de veau, pieds de mouton, ris de veau, cervelles, très riches en nucléines.

Les aliments gras, beurre, graisses, par lui mal brûlés, incomplètement assimilés par lui, puisque sa nutrition est ralentie, ne lui conviennent pas davantage, ni trop de pâtisseries, trop d'aliments sucrés, le sucre favorisant la formation des urates.

De sa cuisine il proscrira l'oseille, mais non les tomates, qui paraissent réhabilitées, et il devra ne pas user trop souvent de fèves, de haricots, de rhubarbe, en raison de l'acide oxalique contenu par tous ces légumes, et qui à l'arthritique n'est pas moins funeste que l'acide urique.

Le pain acidifie le sang par son acide phosphorique et par ses nucléines, et augmente l'acide urique ; l'arthritique en mangera donc peu, et, comme l'Anglais, le remplacera le plus possible, par la pomme de terre, qui l'alcalinise au contraire.

La viande de bœuf, celle de mouton lui conviendront mieux bouillies que rôties ou grillées, car leurs éléments toxiques se dissolvent et restent dans l'eau du bouillon, et ce bouillon, mais pour l'arthritique seulement, est mauvais, gardant les toxines de la viande.

La viande est productrice d'acide urique et d'urates ; l'arthritique n'en devra donc manger qu'une fois par jour, et moins, beaucoup moins qu'il ne le fait d'ordinaire.

Il la mangera le matin plutôt, car, la nuit, il brûle moins que le jour son acide urique et ses urates ou les autres produits similaires.

Tous les légumes, à l'exception de ceux que nous avons proscrits, tous les fruits, même acides, sont excellents pour lui, les acides des fruits, les citrates surtout, se transformant en carbonates ou en bicarbonates, par conséquent en sorte de sels de Vichy, qui alcalinisent chez l'arthritique les humeurs acides et favorisent la dissolution des urates.

Depuis longtemps je recommande à mes arthritiques de boire aux repas de l'eau aiguisée de jus de citron, boisson très agréable, dont l'usage s'est beaucoup répandu.

Et l'alcool et le vin ?

« L'alcool est pour eux très funeste, car il agit comme stupéfiant sur la cellule nerveuse, et exagère les processus de la nutrition ralentie. D'autre part, c'est un aliment d'épargne, c'est-à-dire qui, dans l'organisme, brûle avant les autres combustibles ; et ainsi les éléments qui devraient être normalement brûlés, l'étant incomplètement, contribuent à la surcharge urique.

« Enfin, il est vraisemblable que l'arthritique brûle mal l'alcool et que celui-ci se transforme partiellement chez lui en produits toxiques. » (Héricourt, *ouv. cit.*).

L'alcool dans le vin est associé encore à des essences et à des sels qui aggravent parfois son action déjà pernicieuse. Aussi certains vins lui seront-ils interdits.

Pour l'arthritique, très arthritique, l'eau et beaucoup d'eau doit être la boisson habituelle, et de l'eau peu calcaire et alcaline, Vichy, Vals, mais non chaque jour.

L'eau d'Evian, celle des Deux-Reines d'Aix-les-Bains, celles de Martigny, de Vittel, de Contrexéville sont des eaux de table excellentes pour lui, et il doit même, au moment de se coucher, en boire un verre, que l'eau soit tiède ou froide, pour laver les humeurs et favoriser la diurèse. Pendant la nuit, en effet, il s'intoxique en raison du ralentissement des combustions, qui, accentué déjà chez l'individu normal, l'est encore plus chez lui.

Il faut le prévenir enfin que le thé, le café, le cacao, produisent aussi de l'acide urique, et thé, café, cacao, comme l'alcool, doivent être absolument défendus aux hémorrhoïdaires et aux artérioscléreux.

Ainsi trop souvent insuffisance en bas, en haut surabondance des nourritures, et ainsi en bas tuberculose, et ainsi arthritisme en haut, l'une ou l'autre dépendant ou pouvant dépendre d'une alimentation défectueuse.

Et l'arthritisme produit également la déchéance de la race, moins apparente parfois, d'ordinaire plus tardive que celle produite par les maladies de misère, mais déchéance certaine, car l'arthritisme est congestif, car l'arthritisme est sclérogène, car les dyspepsies qui s'y rattachent retentissent sur le système nerveux, sont par exemple parmi les facteurs de la neurasthénie; et cette dégénérescence, toute physique d'abord, aboutit souvent, comme d'autres, à des dégénérescences intellectuelles et morales (1).

(1) Voir encore, sur l'alimentation de l'arthritique, les belles *Leçons cliniques* du Dr Huchard et *La Clinique thérapeutique* par les Drs Huchard et Fiessinger.

Comprend-on alors que nous tenions à voir ces notions d'hygiène répandues, enseignées partout?

On sait l'antagonisme certain de l'arthritisme et de la tuberculose. Par les travaux si remarquables du professeur Ch. Richet et du docteur Héricourt, il est démontré que la suralimentation carnée est l'une des médications les plus actives de la tuberculose. Mais que font ainsi MM. Richet et Héricourt, quand ils suralimentent leur malade, animal ou homme? ils font de lui un arthritique, ils le saturent d'acide urique, ils prédisposent son tissu conjonctif à une prolifération scléreuse, qui emprisonnera le tubercule, ils modifient son terrain, et chez lui ce terrain nouveau, devenu un terrain arthritique, sera défavo-

Voir aussi les travaux du Dr Pascault. Le Dr Pascault explique à merveille en ses études l'influence surtout du régime carné et de ses abus sur le tube digestif, qui fléchit en son point faible, le cæcum, d'où sa dilatation avec stagnation des résidus alimentaires, d'où irritation et encrassement de ses parois, d'où la production de fermentation très active en ce milieu pullulant de microbes, et les putréfactions qui se répandent, et d'où peut-être la fréquence des appendicites, selon l'opinion du Prof. Roger, dans sa savante étude sur *L'alimentation et la digestion* (Masson, éd.). Le Dr Pascault expose parfaitement encore que dans l'estomac, ce sont les mets à base d'amidon, les aliments gras et sucrés, les boissons alcooliques qui fermentent et jettent dans la circulation de multiples acides, acides lactique, butyrique, acétique... Dans le cæcum, les mêmes aliments poursuivent leurs fermentations vicieuses, en compagnie des albumines provenant des viandes qui n'ont pas été digérées et absorbées, et qui se putréfient, donnant aussi naissance à des toxines sans nombre.

Principes acides d'une part, dérivés toxiques de l'autre, que faut-il de plus pour que la viciation humorale qu'on appelle arthritisme soit constituée? Et le foie bientôt, dont la fonction est antitoxique, une fonction d'assainissement, devient insuffisant, et l'insuffisance hépatique est commune chez le suralimenté, ou l'arthritique.

Ainsi, après l'abus des aliments azotés et trop excitants,

rable au développement, comme à l'ensemencement du bacille de Koch.

Pour moi, quand je vois ou entrevois l'arthritisme sous la tuberculose, je suis plutôt rassuré et je rassure. Ce sont pour moi les arthritiques, mais non les arthritiques trop usés, qui presque toujours guérissent des accidents tuberculeux (1).

Le régime que l'on ne permet pas ou que l'on interdit à l'arthritique sera donc tout le contraire de celui que l'on devra prescrire au tuberculeux. Il faut refaire un riche de ce pauvre, de ce consomptif qu'est le tuberculeux, par suite de sa nutrition accélérée ; il faut, d'un autre côté, rappeler à la sobriété, à la pauvreté, ce riche qu'est l'arthritique, riche de nourritures trop abondantes, trop substantielles et l'on voit que la science nous fait arriver ainsi à cette sorte d'égalité dans l'alimentation, dont j'ai plusieurs fois parlé, concluant là encore mais, sans y penser, comme certaines des religions anciennes.

Les exigences d'une nutrition accélérée, qui est donc le propre du tuberculeux, « demanderont une

vient l'insuffisance des organes éliminateurs ou anti-toxiques gros intestin (stase cæcale), reins ou foie, souvent des deux et des trois.

· Voir enfin du Dr Martinet, *Les Aliments usuels*, Masson, éd. J'y trouve une remarque qui me semble juste : pas de lait aux repas, dit-il. Le lait associé aux légumineuses ou à la viande, généralement ne convient pas et ne réussirait qu'aux hypersthéniques.

(1) Dans une étude que je prépare, je voudrais appeler l'attention sur la très grande fréquence au sommet droit de la tuberculose qui débute, surtout si le sujet affecté par elle est un arthritique. Dans une communication à l'Académie de Médecine sur l'*Hémirhumatisme*, forme du rhumatisme chronique, signalée par moi et très fréquente, et qui généralement s'observe de ce côté droit d'abord, j'indiquais déjà que des

alimentation abondante, presque excessive avec une vie relativement inactive ». C'est le traitement institué aujourd'hui pour les tuberculeux, pour les pré-tuberculeux, pour les candidats à la tuberculose, mais c'est le traitement qui, possible aux uns, est trop souvent impossible ou bien difficile aux autres; et c'est un devoir aujourd'hui de faire cesser, autant et le plus tôt qu'on le pourra, cette inégalité cruelle, inique, inacceptable entre deux classes d'êtres affectés de la même maladie, guérissable du reste, presque toujours, quand on la peut traiter, comme on la doit traiter.

« Le consomptif devra manger beaucoup de viande, surtout de la viande crue. Car l'organisme utilise la viande crue pour la production de la chaleur et de la force nerveuse, beaucoup mieux que la viande cuite. Avec *un* de viande crue, il produit en effet autant de calories qu'avec *trois* de viande cuite. Il semble que la nature, dans l'organisation du mécanisme de la nutrition, n'a pas prévu la cuisson des aliments. Les aliments gras, les beurres, les graisses, les chairs grasses, les mollusques seront indispensables au consomptif, » tout ce qui est, on le voit, interdit à l'arthritique, son contraire, son opposé pathologique.

« On lui permettra même une certaine quantité d'alcool qui agira merveilleusement ici à titre de stupéfiant de la cellule nerveuse et de modérateur

accidents congestifs, consécutifs à cet hémirhumatisme à droite, semblaient de ce côté appeler parfois et fixer le bacille de Koch, mais que dans ces cas, quelle que fût la gravité des accidents de congestion, souvent, très souvent, la tuberculose guérissait. Ce serait là une contribution importante à l'étude trop incomplète encore des rapports de l'arthritisme et de la tuberculose.

des échanges nutritifs, et à titre encore d'aliment d'épargne, puisqu'il brûle et produit de la chaleur, et évite ainsi la combustion d'une certaine quantité d'albuminoïdes cellulaires » (1).

Mais les tuberculeux misérables, insuffisamment alimentés, ont dans l'alcool auquel précisément, en raison de l'insuffisance même de leur nourriture, ils ont si souvent recours, le poison le plus funeste à leur état, créant du reste ou aggravant la dyspepsie, qui leur est déjà si dangereuse.

Après toutes ces notions mal connues, on comprendra mieux ce qui va être dit du végétarisme et de l'établissement pour chacun de la ration alimentaire.

(1) Dr Héricourt. *Ouv. cit.*

CHAPITRE XI

LE VÉGÉTARISME ET LES RESTAURANTS VÉGÉTARIENS (1)

Ainsi nous mangeons généralement aujourd'hui deux fois plus de viande peut-être qu'il ne serait nécessaire, et cette suralimentation carnée est funeste tout à la fois à l'individu et à la race. Nous avons donc à revenir en arrière, et nous le faisons, en adoptant quelque peu déjà le végétarisme, mais mixte, je ne dis pas absolu. Des raisons hygiéniques, médicales vont certainement modifier de plus en plus notre, vie alimentaire. Par jour il suffira peut-être à l'adulte, même à l'adulte qui travaille, de 150 à 200 gr. de viande, ce qui représente à peu près un fort bifteck, ou 3 côtelettes ; et nous ne ferons peut-être qu'un repas carné dans les 24 heures, ce que commencent à faire beaucoup d'habitants de la province, et de

(1) Voir les publications de la Société végétarienne de France dont le siège est, 13, rue Froissart, et entre autres : *La table du végétarien d'après Carlotto Schulze.*

Les Principes d'alimentation rationnelle du Dʳ Bonnefoy,

L'examen scientifique du végétarisme, par Jules Lefèvre, travail très remarquable.

Paris même qui le soir mangent moins qu'à midi, et à leur souper se contentent d'un potage, d'un plat de légumes, d'un entremet ou d'une compote. Il semble que le préjugé de la viande doive disparaître, c'est-à-dire de la viande en excès, que l'on a cru quelque temps nécessaire pour faire du sang, des muscles, pour combattre l'anémie.

Mais alors il va sortir de là, pour bien des ménages, une économie non plus nécessitée par les conditions d'une vie pauvre, mais voulue, et concordant avec une alimentation plus rationnelle et plus saine.

La viande, moins demandée, baissera de prix, et ce sera au bénéfice encore de ceux qui s'en passent trop souvent, parce qu'aujourd'hui elle est relativement trop chère.

Il y a longtemps que sans avoir l'autorité scientifique du Prof. Arm. Gautier, du Dr Huchard, ou d'autres, beaucoup de végétariens s'exprimaient à peu près comme eux. Reprenons rapidement cette question si intéressante du végétarisme.

On sait que les Hindous croyant à la métempsycose, c'est-à-dire à la proche parenté de l'animal et de l'homme, dont les âmes pour eux passaient de l'un à l'autre, considéraient comme un crime le fait de manger la chair d'un animal, et son meurtre d'abord. Le végétarisme resta en honneur dans l'Inde entière; peut-être l'était-il aussi dans l'antique Égypte, dans la Chine ancienne, et chez les doux Nazaréens.

On a prétendu, ce qui est discutable, que le régime végétarien convenait mieux que l'alimentation carnée aux hommes de pensée, aux philosophes, aux savants, aux artistes, dont la dépense d'énergie est surtout cérébrale. Les rishis de l'Inde, souvent sublimes, et certains sages de la Grèce, ainsi Pythagore, Platon, auraient été des végétariens, et l'on sait à quelles hauteurs de spéculation ils ont su atteindre.

Le philosophe Porphyre écrivait à un ami, qui avait délaissé le végétarisme et les doctrines des Pythagoriciens : « Ce n'est pas parmi les mangeurs d'aliments simples et végétaux, mais parmi les mangeurs de chair que l'on rencontre les assassins, les tyrans, les voleurs... Je ne puis croire que votre changement de régime soit sous la dépendance d'une raison de santé, car vous-même vous avez constamment l'habitude d'affirmer que le régime végétal est bien plus apte que tout autre, non seulement à donner une santé parfaite, mais encore un entendement philosophique pondéré, ce qu'une longue expérience vous avait enseigné. »

Beaucoup d'ordres religieux sont végétariens, celui des Chartreux par exemple, et l'on m'assurait qu'à la Grande Chartreuse la goutte, et la plupart des manifestations arthritiques n'existaient pas; mais l'on y trouvait des accidents de rhumatisme *afrigore* et de tuberculose, sans doute par insuffisance alimentaire et par la faute d'une vie plutôt rude, sous un climat très rigoureux.

La plupart des paysans, en presque tous pays, étaient et sont encore végétariens.

Les paysans lombards ne se nourrissent guère que de bouillie de maïs.

On connaît la vigueur, la résistance proverbiale des soldats turcs, et ils ne se nourrissent que de pilaf, bouillie faite avec du blé et du riz, et le plus souvent sans viande.

On a dit que le régime végétarien suffisait peut-
être en des pays chauds, comme l'Inde, l'Égypte;
mais qu'il ne pouvait convenir en des pays froids,
où les dépenses de calories sont grandes. Rien
de plus faux; car si les Turcs végétariens ont mérité le proverbe consacrant leur force, si les Hindous, simples mangeurs de riz, peuvent supporter à
l'occasion de grandes fatigues musculaires, les paysans de la Norvège, végétariens, sont très robustes,
et les paysans russes ne le sont pas moins, qui
n'ont pour nourriture que des légumes, du pain noir
et du lait.

Faut-il rappeler la force de l'éléphant, des tau-
reaux? Mais faut-il rappeler aussi que leur système
digestif est fort différent du nôtre, et que leur
seule occupation est de chercher leur nourriture,
de la manger, de la digérer, puis de dormir? Rap-
pellerai-je enfin que les légumineuses sont presque
aussi riches que la viande en substances albuminoïdes, et plus qu'elle en substances minérales
assimilables?

Donc le préjugé sera bientôt détruit, et il faut qu'il
le soit, qui nous faisait, pour acquérir des forces,
écarter la nourriture végétale et ne manger que de
la viande.

M. A. Gautier, dans son très beau livre auquel il
faut perpétuellement revenir, établit que dans nos
climats, il faut à l'état de repos de 80 à 150 gr. de
substances protéiques, avec 4 fois environ ce poids de
matière amylacées et de graisses, pour que l'adulte
répare ses pertes, et produise la chaleur et l'énergie mécaniques, qui lui sont nécessaires dans les
24 heures. M. Gautier a fait les calculs de ce que
peuvent fournir en albuminoïdes, et en matières

amylacées et grasses, les substances végétales qui
suivent :

Aliments	Albuminoïdes	Matières amylacées et grasses	Poids d'aliments frais contenant 100 g. d'albuminoïdes
	grammes	grammes	grammes
Pain	100	562	1.205
Pommes de terre. . .	100	1.536	7.790
Fèves	100	245	421
Haricots	100	240	512
Pois	100	279	454
Salade	100	170	7.142
Pommes	100	2.750	25.000
Cerises	100	2.240	14.300
Châtaignes	100	617	1.661

On voit aussitôt l'énorme quantité de pommes de
terre, de pain, de salade, de pommes ou de cerises
qu'un homme adulte, pour se nourrir, devrait
prendre dans les 24 heures.

D'une façon générale les végétariens, pour manger assez, sont obligés d'absorber une trop grande
quantité d'aliments, et c'est aux végétariens aussi
et peut-être aux végétariens surtout qu'il convient
d'apprendre la science et l'art de manger, s'ils veulent que leur nourriture soit toujours suffisante, et
sans que leur tube digestif ait une surcharge d'aliments. C'est bien là en effet le défaut principal du
végétarisme, d'être trop encombrant et ainsi fatigant pour le tube digestif. Ce défaut en rend déjà
l'application impossible et funeste à certains malades, de l'estomac ou de l'intestin, à certains débilités, aux anémiques, aux tuberculeux.

Mais ici nous parlons du végétarisme *absolu*. Il
n'en est plus de même quand il s'agit du *régime végétarien mixte*, c'est-à-dire comprenant, en plus de

l'alimentation empruntée au règne végétal, le beurre, le lait, le fromage, les œufs et la graisse, empruntés au règne animal, dont il n'écarterait que la viande. Mais nous verrons que dans certains cas encore, il est mieux, il est nécessaire de l'admettre aussi.

D'après M. Gautier, le régime végétal exclusif paraît donc insuffisant et irrationnel, du moins pour l'homme de nos latitudes, de nos races, pour l'homme surtout habitué depuis longtemps ou toujours au régime carné; mais le régime végétarien peut être excellent, si on lui ajoute le régime carné, en quantité modérée toutefois. En effet, il faut tenir grand compte des habitudes; un homme qui aurait été carnivore toute sa vie, aurait tort, selon moi, de délaisser trop subitement et trop complètement le régime carné, de même qu'il faut se désaccoutumer peu à peu de certains poisons, lorsque l'on veut rompre avec eux.

M. de Parville dit dans un de ses articles du *Journal des Débats* : « pour travailler vite et bien, il semble qu'il faille à l'homme de nos climats, surtout aux travailleurs des villes, quelques aliments excitants, qui leur donnent la matière plastique la plus active et la plus digestive sous le plus petit volume. Et c'est avant tout, ici comme ailleurs, l'abus qu'il faut éviter. Trop de viande, et la maladie viendra infailliblement chez le citadin, s'il ne marche guère et passe la moitié de l'existence assis en des locaux mal aérés. »

« Au fond, il n'y a pas d'alimentation unique qui convienne à tout le monde. Chaque personne doit choisir sa ration en prenant pour point de départ cette alimentation végétarienne mixte et en y ajoutant, s'il y a lieu, des quantités de viande très modérées, avec autant de prudence que s'il s'agissait d'un médicament, car il ne pas faut l'oublier, le régime fortement carné conduit à toutes nos maladies modernes : affections du foie, de l'estomac, congestions internes, arthritisme, etc. »

Voilà certes des déclarations dont la portée est grande : car, si ce régime végétarien mixte est un régime rationnel, comme il est aussi peu coûteux, tous ou presque tous pourraient donc l'adopter; et tous ou presque tous l'adoptant, nous arriverions par là encore à une sorte d'égalité dans l'alimentation.

Voici, à propos du végétarisme, d'autres observations, qui, au point de vue psychologique, sont du plus grand intétêt.

M. Gautier montre l'influence du régime sur le caractère individuel et sur l'âme des races, influence que sembleraient prouver aussi des expériences sur les animaux. « La nourriture, dit-il, a peut-être suffi à transformer le loup et le chat sauvages, animaux carnivores, en chien et en chat domestiques. » Le régime carné créerait de même les fauves parmi les peuples, c'est-à-dire les peuples violents, rudes, dominateurs, mais dans le domaine de la matière, plus que de l'esprit, ce qui diminuerait quelque peu ce mérite du régime carné.

Ces religions hautes qui ont voulu réfréner, adoucir la bête humaine, le Brahmanisme, le Bouddhisme, le Christianisme, ont prêché le végétarisme ou ont incliné vers lui : et vraiment l'on est étonné de ce qu'il y eut souvent en elles, sinon de science, du moins de sagesse et d'intuition scientifique. Si ces faits sont vrais, si l'alimentation peut agir profondément ainsi sur le tempéramment et le caractère des individus et des races, avons-nous à faire ressortir l'importance d'un tel facteur dans la formation du caractère, du tempérament, de la vie des peuples, et à insister sur l'attention que lui devra donner la *Zootechnie humaine*?

Voici donc comment se résume et se peut juger le procès qui s'est engagé entre les partisans du végétarisme et ceux du régime carné :

Le végétarisme absolu n'est possible et n'est bon que sous certaines conditions ou certains climats, pour les campagnards par exemple ou pour les habitants des pays très chauds; on pourra le recommander aussi à certains malades, mais plutôt sous la forme du lacto-végétarisme; et le régime végétarien mixte pourra convenir à tout le monde.

Avec ce régime mixte cependant une certaine proportion de chair musculaire sera nécessaire à l'ouvrier faisant un travail un peu rude, et encore, mais moins forte peut-être, à ceux qui, comme les cérébraux sédentaires, ne doivent pas par trop d'aliments végétaux surcharger leur tube digestif.

« Au demeurant, dit M. de Fleury, dans un très bon livre, qu'il faut lire : *Quelques conseils pour vivre vieux*, le régime alimentaire du travailleur intellectuel ne peut avoir cette précision scientifique, qu'il est plus facile de donner au régime alimentaire des manouvriers, puisqu'il nous est actuellement impossible de savoir à quelle sorte d'usure, à quelle déperdition d'énergie physico-chimique correspond en réalité le travail de l'esprit. »

Tout ce problème est en effet à étudier encore avant de recevoir sa solution décisive, comme du reste tous les problèmes du régime végétarien et de la ration alimentaire. Mais je m'accorde avec M. de Fleury quand il dit : « Maintes fois, il m'a été donné de constater que des travailleurs intellectuels, fatigués et littéralement intoxiqués par une nourriture excessivement riche en azote et en phosphore, se trouvaient très bien d'un régime végétarien, ou même de la diète lactée poursuivie pendant plusieurs jours. Sous l'influence de ce lavage du sang, ils voyaient renaître leur faculté de penser et leur puissance de travail disparues depuis des semaines ou des mois.

« Par contre certaines personnes, pour peu qu'on les soumette au régime végétarien prolongé, y puisent une certaine fatigue, un certain malaise.

« Le fait seul de se remettre à un régime légèrement carné leur rend plus d'entrain et plus d'activité cérébrale.

« Aussi ne puis-je pas envisager la méthode végétarienne comme applicable toujours à tous (1). »

La viande en un mot doit être un peu considérée comme un stimulant parfois nécessaire, ainsi que l'alcool, le sucre, le café.

L'opothérapie semble expliquer son action, en nous montrant l'action si puissante de certains des sucs de nos glandes.

Évidemment, comme on l'a observé, les carnassiers et les peuples carnivores ont un état d'âme qui diffère de celui du doux ruminant, et l'Anglais,

(1) Chez les neurasthéniques, le Dr de Fleury, reconnaissant aussi presque toujours cette auto-intoxication par l'alimentation carnée, et par le ralentissement de la nutrition, qu'aggrave encore la vie sédentaire, auto-intoxication qui parésie la vitalité du système nerveux central et détermine son fonctionnement allangui, recommande, quand la maladie n'est pas trop ancienne, le régime lacté intégral pendant plusieurs jours, une eau diurétique, et lui fait succéder le régime végétarien, puis après quelques semaines un régime mixte à prédominance de végétaux.

volontiers, expliquerait de la sorte, mais par d'autres raisons encore, sa domination sur ce mangeur de riz qu'est l'Hindou. Chaque race a ses qualités et ses défauts ; les qualités de l'Hindou, surtout de celui d'autrefois, du penseur, du *rishi* sublime qui a créé la métaphysique prodigieuse où la morale très pure, presque surhumaine, de l'Inde primitive, peuvent le disputer en mérite sur les qualités pratiques, les qualités de volonté, de résistance qui sont l'honneur des Anglo-Saxons. Mais les Anglo-Saxons oseraient-ils se vanter toujours de cette âme, qui leur semble particulière aussi, âme de carnassiers souvent, assez peu soucieux de justice, quand ils sont en face de leur proie? On voit combien le problème du végétarisme, et tout le problème général de l'alimentation, sont curieux, puisque l'âme elle-même paraît subir l'influence des nourritures que prend son corps.

C'est ce que l'Église catholique, en sa science profonde de l'être humain, elle aussi avait donc su voir, quand pour tempérer sans doute l'esprit grossier, parfois féroce de la bête humaine, pour l'apaiser, pour l'adoucir, elle prescrivait le végétarisme à ses ordres religieux tout au moins. Quelque opinion que l'on se fasse du végétarisme, il faut reconnaître que certaines opinions des végétariens sont justes et les honorent, ainsi cette condamnation par eux de tout ce gaspillage qui est fait de la vie animale. On commence à s'en préoccuper déjà, à un point de vue utilitaire ; mais le point de vue de l'Hindou à coup sûr était plus élevé. La reconnaissance faite autrefois par leur religion, aujourd'hui par la science, de la parenté de tous les êtres, constitue peut-être en effet quelques devoirs envers eux, et certainement tend à rapprocher du meurtre de nos *semblables*, celui de ces *semblables*, qui sont les animaux au moins les plus voisins de nous. Il est vrai que l'homme respecte presque aussi peu souvent la vie de l'homme, et qu'éternel et général, et rude, est le combat pour l'existence.

Ce monde donc reste toujours à l'état presque chaotique. Mais quand il sortira enfin de ce désordre, qui lui est coutumier depuis l'origine des choses, il est possible que l'on tue moins d'êtres, et que des animaux, l'on ne fasse que les sacrifices absolument nécessaires. L'homme, qui est leur roi, peut donner pour excuse à ces sacrifices que la nature l'a créé omnivore, sans compter l'excuse très souvent aussi de son droit de défense. Mais la chasse, telle qu'elle survit aujourd'hui, apparaîtra un jour comme un jeu cruel, criminel, et puéril peut-être, la chasse n'étant plus indispensable à l'homme pour se nourrir, et n'étant guère qu'un luxe d'aristocrate ou de bourgeois, luxe et amusement d'êtres qui assassinent des êtres, pour se refaire une musculature affaiblie ou pour lutter contre l'engraissement, ou même pour le seul plaisir, comme ce gentilhomme de jadis tirant des maçons sur un toit.

Nous croyons donc au succès d'un certain végétarisme en un très prochain avenir.

Et qui pourrait affirmer, disent des savants, qu'un jour l'humanité ne s'affranchira pas par la science de cette alimentation grossière, qui aujourd'hui lui est plus ou moins encore nécessaire, et qu'elle ne demandera pas directement aux produits chimiques les matériaux dont nous avons besoin pour l'entretien de notre organisme ? Et alors, ce que nous rêvons nous-même, et à quoi nous tendons par l'alimentation à bon marché, saine et rationnelle, la maladie et la mortalité diminuant, les famines n'étant plus à craindre, les nourritures étant devenues bien moins coûteuses, et n'étant plus la préoccupation primordiale des travailleurs, la vie sera plus heureuse et les hommes pourront consacrer à des occupations plus intellectuelles, plus hautes, le temps et l'argent qu'ils dépensent pour leur nutrition animale ! Nous rappellerons M. Berthelot disant : « Un jour viendra ou chacun emportera pour se nourrir sa petite tablette azotée, sa petite motte de matières grasses, son petit morceau de fécule ou de sucre, son petit flacon d'épices aromatiques, accommodés à son goût personnel (1) » ; et où ainsi le souci des nourritures n'existera plus.

Les chimistes en vérité n'oublient-ils pas un peu que la nature, moins idéaliste que certains d'entre nous, et n'ayant jamais songé à faire de l'homme un esprit pur, l'a doté d'un estomac et d'un tube digestif, que, d'après ses intentions, il lui faut remplir? Et les glandes qui les tapissent pourraient réclamer aussi l'accomplissement de leurs fonctions. Si donc l'homme se nourrissait jamais des tablettes de M. Berthelot, il aurait du moins à les largement enrober, pour satisfaire à toutes ces conditions physiologiques.

De toutes façons, ce siècle, après bien des révolutions, verra celle-ci encore, la réforme ou la

______

(1) BERTHELOT. *Science et morale.*

révolution alimentaire, qui elle aussi changera bien
des conditions de la vie à venir.

Les restaurants végétariens seraient à créer à Paris
et dans toute la France, comme il en existe d'assez
nombreux ailleurs. Cette création aurait d'excellents
résultats, pour la propagande du néo-végétarisme.
Ils éveilleraient l'attention sur l'abus qui se fait de
la viande ; ils remettraient en honneur beaucoup
d'aliments végétaux trop oubliés, négligés, paraissant trop rarement sur nos tables ; ils en feraient
connaître et apprécier de nouveaux ; enfin ils ap-
prendraient à tout le monde et aux malheureux
d'abord, que l'alimentation végétarienne est généralement bien moins coûteuse que n'est l'autre, en
étant tout aussi nourrissante et plus savoureuse
parfois.

Ces restaurants pourraient être, en nos grandes
villes, précieux à de nombreux arthritiques, je veux
dire à ceux qui ont abusé ou abusent du régime
carné ; et bien des ouvriers même commencent à en
abuser déjà, croyant que la viande seule est nourrissante.

J'engage beaucoup d'arthritiques à se faire 4 fois
par an végétariens pendant un mois, et c'est pour
cela que seraient si utiles encore, par leur enseignement déjà, les tables de régime en certaines de
nos stations thermales. Une diète lactée pendant un
mois est bien difficile à prescrire ; une diète végétarienne, non absolue bien entendu, ou une diète
lacto-végétarienne ne le seraient pas, et la création
de restaurants végétariens rendrait cette prescription beaucoup plus facile à exécuter.

Les restaurants végétariens ont un défaut, mais

on le peut corriger; l'on n'y sait pas comment remplacer la viande par son équivalence en azote demandée aux végétaux, tout en évitant qu'ils surchargent le tube digestif. Ce n'est qu'une question de tableaux sur les murs, ou de menus à rédiger qui donneraient ces équivalences. On comprend combien un tel enseignement serait nécessaire, et, dépassant le monde végétarien, comment à tous il apprendrait bientôt la science et l'art de mieux manger, très sainement et à peu de frais. Il n'est pas douteux que le coût des nourritures serait grandement diminué par l'adoption du régime végétarien ou plus ou moins végétarien. Si en certains restaurants parisiens les légumes sont plutôt coûteux, et sont offerts sur la carte en trop petit nombre aux choix du consommateur, c'est que ces maisons peut-être craignent qu'une partie de leur clientèle ne fasse l'économie dont nous parlons, en s'en nourrissant davantage.

Dans une notice bien faite sur le végétarisme publiée par la Société végétarienne de France : « *Notions succinctes sur le végétarisme* », je trouve cette observation, qui a sa justesse, que le végétarisme entrant dans les mœurs, relèverait tôt ou tard l'industrie et le commerce des légumes, des céréales, des fruits, par conséquent le rendement et le prix de la terre, y retiendrait plus de bras que l'élevage, produirait ainsi une révolution économique fort heureuse. Cette même notice donne des conseils intéressants, et que je reproduis volontiers, sur la cuisine du végétarien ; quelques-uns seraient à discuter, mais il importe du moins d'appeler l'attention sur eux.

« Le végétarien use des produits naturels le plus

possible dans leur état originaire afin de ne rien perdre de leurs propriétés. Il mange les salades, les fruits, de préférence crus, et ces derniers avec leur pelure.

« Quand il fait cuire les légumes verts, il se garde bien de les *blanchir* selon l'usage universel, ce qui leur enlève avec l'eau d'ébullition, rejetée malencontreusement, la plus grande partie de leurs sels organiques aussi solubles que précieux. Il leur conserve ainsi une saveur qui le dispense d'y ajouter beaucoup de sel de cuisine et des épices irritantes pour l'estomac.

« Il garde dans son pain qu'il veut complet, le plus complet possible, tous les sels organiques, les diastases, au lieu de l'en appauvrir par l'enlèvement du son.

« Il ne prend pas de boissons fermentées, parce que la fermentation y a détruit le glucose du jus de raisin ou d'autres fruits, qui est nourrissant, pour le transformer en alcool nuisible. Il fuit à plus forte raison les liqueurs, où la distillation a concentré cet alcool (1).

« Mais il boit volontiers les vins sans alcool ou autres jus de fruits préservés de toute fermentation (vins gris, moûts, etc.).

« Il préfère les fromages blancs aux fromages fermentés.

« Les légumineuses et les œufs, en raison de leur

(1) Il est intéressant de noter que le mouvement végétarien a fait alliance presque partout avec le mouvement antialcoolique. La plupart des végétariens sont des abstinents. Ils prétendent même que le régime carné pousse à l'alcoolisme, sans doute parce qu'un excitant en appelle un autre, toute excitation étant plutôt suivie d'une dépression, et toute dépression d'un besoin d'excitation nouvelle.

richesse en azote, doivent, sur sa table, ne pas revenir trop souvent par semaine.

« Les céréales fournissent pour les autres jours une base excellente, qui se combine agréablement avec tous les légumes et les fruits.

« Les légumes verts, les salades doivent prendre chez le végétarien une place beaucoup plus considérable que dans la cuisine ordinaire.

« Donnons un exemple de menus combinés rationnellement pour une maison simple pendant une semaine de la saison d'hiver, où les légumes semblent le plus rares.

<table>
<tr><td colspan="2" align="center">I</td><td colspan="2" align="center">V</td></tr>
<tr><td colspan="2">Choux-fleurs en gratin.
Gruau d'avoine aux pommes.</td><td colspan="2">Choux blancs au beurre.
Riz aux pruneaux.</td></tr>
<tr><td colspan="2" align="center">II</td><td colspan="2" align="center">VI</td></tr>
<tr><td colspan="2">Épinards au beurre.
Lentilles en croquettes.</td><td colspan="2">Carottes sautées au beurre.
Pois cassés en purée.</td></tr>
<tr><td colspan="2" align="center">III</td><td colspan="2" align="center">VII</td></tr>
<tr><td colspan="2">Céleri-rave sauce blanche.
Maïs grillé au lait et au sucre.</td><td colspan="2">Oseille au beurre.
Orge au lait sucré.</td></tr>
<tr><td colspan="2" align="center">IV</td><td colspan="2"></td></tr>
<tr><td colspan="2">Oignons étuvés sauce blanche.
Macaroni au gratin.</td><td colspan="2"></td></tr>
</table>

« Les DESSERTS se composent de fruits de la saison : Dattes, pommes, poires, etc., ou fruits en compotes et en confitures.

« L'addition d'un entremets suffit déjà à donner plus de luxe au repas, que les ressources du végétarisme permettent de faire aussi riche que l'on veut.

« Exemple : — *Potage* : Soupe au cresson. *Hors-d'œuvre* : Beurre, Radis, Olives. *Entrées* : Pâté de pommes, Croquettes de riz, Citrouille sautée. *Rôtis* : Champignons au beurre, Millet en gratin. *Salades :*

Laitue, Salade de blés. *Entremets* : Crème au caramel, Pudding de marrons, Soufflé aux œufs. *Dessert* : Fromage Suisse, Compote de fraises, Dattes du Maroc, Oranges, Massepains, etc.

« Après un simple lavage extérieur, destiné à les débarrasser des impuretés étrangères, on cuira les légumes le plus lentement possible dans peu d'eau, *sans les blanchir*, et on conservera cette eau pour la servir avec eux ou au moins pour en faire une sauce ou une soupe.

« La cuisson à la vapeur est le meilleur système pour apprêter un repas hygiénique. »

La doctrine végétarienne a bien souvent raison, mais certains de ses fervents ou de ses fanatiques ont tort quand ils vont jusqu'à condamner l'huile de foie de morue et toute médication nécrophagique. L'huile de foie de morue et la viande crue rendent trop de services à certains malades pour qu'il soit permis de les proscrire ; mais toute foi religieuse, et pour certains végétariens le végétarisme paraît en être une, a ainsi ses exagérations et ses erreurs.

Je disais que certains aliments végétariens étaient souvent trop négligés ou mal connus. Le riz ne figure pas assez sur nos tables, et c'est un aliment supérieur à la pomme de terre. Pour que le riz nourrisse autant qu'elle, il en faut des quantités bien moindres. On a vu en la dernière guerre la résistance opposée par les Japonais à toutes les épreuves et les plus rudes que le corps et l'âme puissent traverser ; et le riz était le fond de leur nourriture (1).

Le *soja* du Japon, si riche en azote, devra aussi,

(1) Voir FETEL, *J. d'hygiène*, 25 janvier 1906.

mais sans doute à l'état de sauce, avoir sur nos tables la faveur qu'il a en Extrême-Orient.

La banane dont la culture est très facile, et très rémunératrice, est un précieux aliment, et cet excellent fruit devient un peu moins coûteux chaque année.

L'hectare de bananes peut produire jusqu'à 200 000 kil. de matière nutritive.

D'après l'*Alimentation et la Cuisine naturelle* de M. Monteuuis, un des meilleurs livres sur le végétarisme, « la série des céréales est par l'usage réduite en France à la plus simple expression ».

De l'autre côté du détroit elle a, depuis quelques années, pris une extension considérable.

Les Anglais et les Américains, habitués le matin au « porridge » ou bouillie, ont une variété de céréales qui leur permet de prendre chaque jour une préparation différente.

L'attention ne saurait trop s'arrêter sur ces produits si nourrissants, et susceptibles d'être présentés sous forme de potage, bouillie, puddings ou entremets.

Il faut avoir vécu à une table anglaise pour se faire une idée des inappréciables ressources que l'alimentation journalière peut retirer des céréales, aliments de force par excellence.

La *farine de maïs*, qui, sans que l'on s'en doute, entre dans la composition de nombreux gâteaux secs d'un usage courant, mérite d'être mieux connue.

Ce produit est essentiellement français puisque toute une région le produit et en fait son repas du matin ; mais il n'est assez répandu.

Il est, parmi les céréales et les pâtes, plusieurs aliments que les préjugés empêchent de connaître, ou d'apprécier.

Outre le maïs et le riz, l'orge, l'avoine, ce sont encore les gnioquis et les cannelouis.

Il serait intéressant de donner la ration alimentaire d'hommes adultes de poids divers, telle qu'elle est établie par des végétariens :

<table>
<tr>
<td>Ration de sédentarité
pour un adulte,
ayant un poids actif de
(En été, la diminuer de 1/5,
en hiver, l'augmenter légèrement.)</td>
<td>50 kilogs
1.200 calories.</td>
<td>60 kilogs
1.440 calories.</td>
<td>70 kilogs
1.680 calories.</td>
</tr>
<tr><td colspan="4">I. — Le Matin.</td></tr>
<tr><td>1° Lait . . . .</td><td>250 gr.</td><td>300 gr.</td><td>350 gr.</td></tr>
<tr><td>non sucré avec fruits : fruits</td><td>200 gr.</td><td>240 gr.</td><td>280 gr.</td></tr>
<tr><td>ou sucré, avec ou sans café,
cacao, etc. . . . . sucre</td><td>12 à 15 gr.</td><td colspan="2">15 à 20 gr.</td></tr>
<tr><td>2° et pain . . . .</td><td>60 gr.</td><td>70 gr.</td><td>80 gr.</td></tr>
<tr><td colspan="4">II. — A midi</td></tr>
<tr><td>4° Un légume vert . . . .</td><td>2 grandes cuillers</td><td colspan="2">2 à 3 grandes cuillers</td></tr>
<tr><td>2° Un aliment azoté : œufs. . .</td><td>un œuf</td><td colspan="2">un ou deux œufs</td></tr>
<tr><td>ou mieux un farineux { Légumineuses fraîches ou sèches (haricots, pois, lentilles) . . .</td><td>1 grande cuiller</td><td colspan="2">2 grandes cuillers (50 gr. de légumes secs, 80 gr. de légumes frais)</td></tr>
<tr><td>Riz et céréales au beurre, ou comme entremets
Macaroni, nouilles . .</td><td>2 grandes cuillers</td><td colspan="2">2 à 3 grandes cuillers (25 à 35 gr.) de riz. céréales ou macaroni)</td></tr>
<tr><td>Pommes de terre, patates, etc.</td><td>3 gr. cuill.</td><td colspan="2">3 à 4 gr. cuill. (90 à 120 gr.)</td></tr>
<tr><td>Châtaignes (de gross. moy.)</td><td>4 ou 5 chât.</td><td colspan="2">6 à 8 châtaignes</td></tr>
<tr><td>3° Une Salade . . . .</td><td>1 petite assiettée</td><td colspan="2">une assiettée moyenne</td></tr>
<tr><td>4° Un dessert : fruits frais. . . .</td><td>250 gr.</td><td>240 gr.</td><td>240 gr.</td></tr>
<tr><td>ou compote équiv. ap. cuisson à</td><td>5 ou 6 prun.</td><td colspan="2">6 ou 8 pruneaux</td></tr>
<tr><td>ou confitures . . . .</td><td>2 à 3 petites cuill.</td><td colspan="2">3 à 4 petites cuillers</td></tr>
<tr><td>ou crème vanille, caramel ou café . . . .</td><td>2 grandes cuillers</td><td colspan="2">2 à 3 grandes cuillers</td></tr>
<tr><td>ou crème delait (dite de Normandie)</td><td>3 gr. cuillers</td><td>4 à 5 »</td><td>«</td></tr>
<tr><td>ou fromage à la crème (lait caillé)</td><td>2 à 3 gr. cuill.</td><td>3 à 4 »</td><td>»</td></tr>
<tr><td>ou Brie, Gruyère. . . . . . .</td><td>pet. morc. (15 g.)</td><td colspan="2">un morceau moyen (25 gr.)</td></tr>
<tr><td>5° avec pain. . . . .</td><td>70 gr.</td><td>80 gr.</td><td>90 gr.</td></tr>
<tr><td>6° Boisson. . . . .</td><td>200 gr.</td><td>250 gr.</td><td>300 gr.</td></tr>
<tr><td>7° Sucre en nature (pour le café).</td><td>10 gr</td><td colspan="2">10 à 15 gr.</td></tr>
<tr><td colspan="4">III. — Le Soir.</td></tr>
<tr><td>1° Un potage, maigre ou au lait, avec pain, tapioca, riz ou céréales (15 à 20 gr.), etc. . . .</td><td>1 petite assiettée (200 gr.)</td><td colspan="2">une assiettée moyenne (250 gr.)</td></tr>
<tr><td>2° Un légume vert ou une salade.</td><td>comme à midi</td><td colspan="2">. . . . .</td></tr>
<tr><td>3° Un dessert. . . . .</td><td></td><td></td><td></td></tr>
<tr><td>4° Avec pain . . . .</td><td>30 gr.</td><td>40 gr.</td><td>50 gr.</td></tr>
<tr><td>5° Boisson . . . .</td><td>comme à midi</td><td></td><td></td></tr>
<tr><td>Condiments pour les deux repas. . . . . { Sel . . .</td><td>5 à 6 gr.</td><td colspan="2">6 à 8 gr.</td></tr>
<tr><td>{ Beurre .</td><td>35 gr.</td><td colspan="2">40 à 50 gr.</td></tr>
</table>

80 kilogs	90 kilogs	Sauf pour les fruits, tous les poids ci-dessous se rapportent à des aliments pesés crus et sans déchets.
1.920 calories	2.160 calories	
400 gr.	450 gr.	
320 gr.	360 gr.	Diminuer légèrement le pain quand on mange du chocolat au lait.
20 à 25 gr.		
90 gr.	100 gr.	
3 à 4 grandes cuillers		Avec les œufs, augmenter le pain, car ils sont moins nourrissants que les farineux et les remplacent incomplètement.
deux œufs		
3 grandes cuillers (70 gr. de lég. secs, 120 gr. de légumes frais)		Diminuer le pain de moitié quand on mange ces légumes en purée. Ces aliments sont très azotés.
3 à 4 gr. cuill. (35 à 50 gr. de riz, céréales ou macaroni)		Ces aliments étant relativement peu azotés, devront alterner avec les légumineuses. La plupart, d'ailleurs, peuvent être additionnés de fromage (macaroni, pommes de terre, etc.)
4 à 5 gr. cuill. (120 à 150 gr.)		
10 à 12 châtaignes		
une bonne assietée		La salade *remplacera* le légume vert quand le menu comporte un farineux très nourr., tels que des purées de lég. secs.
320 gr.	360 gr.	Diminuer ces rations quand on mange les fruits (fraises par ex.) av. du sucre.
8 ou 10 pruneaux		Ces rations peuvent se dédoubler afin de varier les desserts : c'est ainsi que l'on peut prendre par exemple deux cuillers de crème fraîche et 120 gram. de fruits, ou deux cuillers de confiture et deux de fromage à la crème, etc.
4 à 5 petites cuillers		
3 à 4 grandes cuillers		
5 à 6 » »		
4 à 5 » »		
un bon morceau (35 gr.)		Dessert *supplémentaire* pouvant s'ajouter aux précédents (*mais à midi seulement*), en hiver et d. le cas de fatigue physique.
100 gr.	110 gr.	Nous ne mentionnons ici la boisson *que pour en limiter la consommation.* Cependant, en cas de travail fatiguant, on pourra en doubler et tripler la quantité.
350 gr.	400 gr.	
15 à 20 gr.		
une bonne assiettée (300 gr.)		Le potage doit être léger quand à midi on a mangé un farineux nourrissant (et inversement). Les panades et bouillies épaisses n'entreront que dans les menus d'hiver. De même les potages purée de légumes secs qui, extrêmement nourr., obligent à diminuer le pain de plus de moitié.
		Salade de préférence au légume vert quand le potage est très nourrissant.
. . . .		
60 gr.	70 gr.	
8 à 10 gr.		On a généralement tendance à abuser du sel : nous le mentionnons ici *pour en limiter la consommation.*
50 à 60 gr.		

Liste des aliments
végétariens que l'on peut avoir toute l'année

Céréales
en soupes.
en bouillies.
en puddings.

- Avoine en gruau ou farine.
- Blé vert en grain ou gruau.
- Froment.
- Préparation du froment en Pâtes.
- Maïs en gruau ou farine.
- Millet décortiqué.
- Orge.
- Riz.
- Sarrasin en gruau ou farine.
- Seigle.
- Sorgho.

- Macaroni.
- Nouilles.
- Semoule.
- Tapioca.

Légumineuses
à l'état sec.

- Fèves. — Soja.
- Haricots. — Arachides.
- Lentilles. — Lentilles d'Égypte.
- Pois cassés. — Pois chiches.

Légumes

- Carottes.
- Céleris.
- Champignons.
- Choux-fleurs.
- Chou et ses nombreuses espèces.
- Épinards.
- Navets.
- Oignons
- Poireaux.
- Pommes de terre.
- Radis.

- Chou blanc.
- » rouge.
- » vert.
- » de Milan.
- » frisé.
- » de Savoie.
- » blond à grosses côtes.

Salades

- Chicorée.
- Cresson.
- Laitue.

Fruits séchés
ou
conservés

- Abricots séchés.
- Amandes.
- Ananas.
- Citrons.
- Figues.
- Noisettes.
- Noix.
- Pistoles.
- Poires tapéss.
- Pommes séchées.
- Pruneaux.
- Raisins secs.

Tous les fruits en confitures ou en compotes

PAIN — OEUFS — LAIT — FROMAGES

*Cette liste est empruntée à la même brochure
de la Société Végétarienne,
Notions succinctes sur le Végétarisme.*

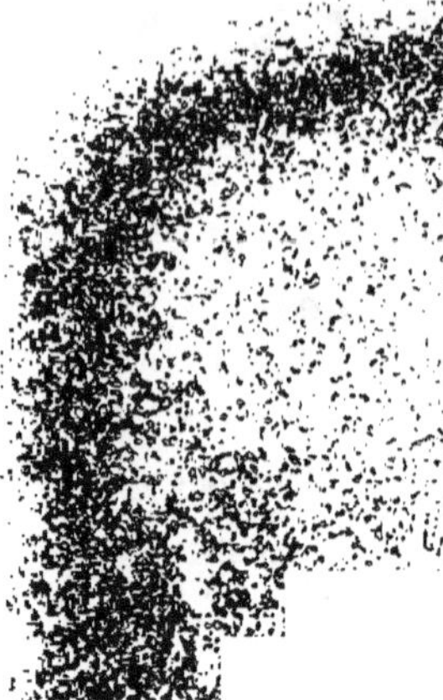

CHAPITRE XII

LES GRANDS ALIMENTS, LE LAIT, LE PAIN, LE VIN, LE CIDRE, LA BIÈRE

Le pain, le lait, le vin, aliments de première nécessité, doivent, tout en coûtant le moins possible, être toujours de qualité parfaite, et l'on devra veiller, plus et mieux que l'on ne le fait encore, sur leur fabrication ou leur production.

« Comme le disait le baron Peer, dans une *communication au Congrès d'hygiène*, le *lait* impur ou frelaté fait peut-être autant de victimes que le bon lait sauve d'existences. »

Seules, d'après lui, des laiteries coopératives ou industrielles, bien dirigées, bien surveillées, bien outillées de tous les appareils nécessaires à son contrôle, à son analyse, à son traitement (épuration, pasteurisation, réfrigération), — ce lait étant produit par des bêtes absolument saines, dont les étables seraient absolument propres, — ces laiteries seules où la fraude ne serait pas possible, pourraient donner au consommateur une entière sécurité.

En attendant, il est nécessaire ou plus prudent, chacun le sait, de le faire bouillir.

« Pour que sans danger, en certaines conditions, dit M. Lucas (*Communication au Congrès*), il puisse être consommé cru, il faut veiller d'abord sur la provenance du bétail. Le pays d'origine doit être particulièrement sain, et les animaux qui en proviennent seront sélectionnés par un séjour d'un mois au moins dans une étable d'attente, où les animaux subiront l'épreuve de la tuberculine. Les sujets à éliminer de ce chef m'ont donné la proportion de 15 0/0.

« La vache ensuite est placée dans une étable dont le sol en ciment sera imperméable, afin d'éloigner toute humidité, et dont les murs seront nets pour éviter les poussières ; elle doit se trouver sur un petit trottoir et être sur une litière très souvent renouvelée. La vache doit être étrillée, brossé, lavée s'il y a lieu deux fois par jour. Avant chaque traite, le pis doit être savonné et lavé, et les vachers doivent avec soin nettoyer leurs mains. Pour les enfants en bas âge, nous conseillons même le lait provenant de vaches traites dans une salle spécialement aménagée à cet effet, et dont les murs revêtus en faïence permettront la plus absolue propreté, presque l'asepsie de la traite.

« Le lait doit être recueilli dans des récipients aseptiques passés à la vapeur, et surtout doit être, en des récipients préalablement stérilisés, réfrigéré à une température voisine de + 1°.

« Le transport du lait sera fait très rapidement et sa conservation entretenue par son maintien dans un endroit frais ou un seau d'eau froide.

« Il conserve ainsi toutes ses qualités nutritives et n'offre aucun danger. »

Pourquoi des Sociétés, à la tête desquelles seraient

des médecins, dont la science, la surveillance, l'autorité garantiraient, il semble, l'excellence du produit vendu, n'essaieraient-elles pas de fonder ces grandes vacheries et laiteries modèles ? Il commence du reste à s'en créer d'à peu près parfaites. Mais là encore nous repoussons en principe la régie des municipalités, que réclame le docteur Courmont, comme il a réclamé la régie par elles des restaurants populaires (1).

Cette répugnance à tout socialisme, municipal ou d'État, nous l'avons montrée déjà à propos des habitations à bon marché, dont nous voulons laisser l'entreprise toujours aux initiatives individuelles. C'est que l'État, et il faut continuellement le redire, l'État, être irresponsable en fait, est un gérant, un producteur, un marchand à l'ordinaire médiocre ou détestable, et il serait à craindre que les Municipalités ne devinssent un peu comme lui.

Les arguments du docteur Courmont ont cependant une certaine force ; je vais les résumer :

Le lait, dit-il, est un aliment de première nécessité. C'est l'aliment complet, l'*aliment unique* pour les enfants, et certains malades. De ses qualités ou de son adultération peuvent donc dépendre la santé ou la maladie, la vie ou la mort de beaucoup d'êtres. La distribution d'un lait très pur est peut-être plus nécessaire encore dans une ville et partout que celle d'une eau potable également très pure.

Or, pour avoir cette grande pureté du lait, nous ne pouvons compter sur les règlements, sur la loi, ni sur les magistrats, ils l'ont prouvé, et nous savons qu'un lait trop mouillé d'eau ou infecté, ou seu-

_____

(1) Voir en 1906 ses articles du *Progrès de Lyon*.

lement de qualité inférieure, peut être, à la longue ou rapidement, nocif toujours, souvent mortel.

Or il faudrait donc, pour qu'il fût livré absolument pur, une surveillance qui commencerait à l'étable et finirait à la maison. Il faudrait que cette attention vigilante et continue portât sur les vaches d'abord. Il faudrait en surveiller la traite, des maladies étant transmissibles par les mains qui traient ; surveiller les métairies, des maladies ayant été transmises par du lait qui avait séjourné en une chambre de ferme où couchait un malade ; surveiller l'eau employée, pour laver les boîtes servant à son transport, des épidémies de fièvre typhoïde ayant eu pour origine cette eau de lavage infectée. Il faudrait ensuite veiller sur sa conservation, il faudrait veiller à ce qu'à la ferme, et sur tout le parcours de la ferme à la maison, il fût préservé de tout mélange d'eau, même sans microbes. C'est la nécessité et la difficulté d'une pareille surveillance, qui ont inspiré à certains esprits l'idée de faire créer et régir par les Municipalités de grandes vacheries modèles ; et les Municipalités distriburaient ainsi cet aliment si nécessaire, comme elles distribuent déjà l'eau, le gaz, l'électricité ou des vivres sains à ceux qu'elles assistent.

Dans la pensée du docteur Courmont, il ne s'agirait pour elles que d'une régie, non d'un monopole : car après tout cette surveillance minutieuse et de tout instant pourrait être assurée par des Compagnies scrupuleuses. Il y a là, il le faut reconnaître, une question d'une telle importance que d'une façon ou d'une autre on la doit résoudre.

Certaines villes en Angleterre ont créé des buanderies et les gèrent, mais sans en prendre le mono-

pole. On sait en effet combien l'idée des monopoles, si
chère à notre socialisme, petit-fils illégitime du
despotisme monarchique, répugne justement aux
Anglais, et nous qui les imitons volontiers d'ordinaire, malheureusement en copiant chez eux moins
l'esprit que la lettre, moins le fond que la forme, nous
devrions bien les imiter en cela, sachant ce que les
monopoles nous ont déjà coûté. Or nos socialistes
veulent même, malgré tant d'expériences funestes,
jusqu'à celui de l'enseignement!.

La conclusion du Dr Courmont est celle-ci :

« Création de grandes vacheries municipales, création de laiteries centrales (1), chaque boîte distribuée
par elle portant l'estampille officielle, » ce qui du
reste, — car si l'on veut la pleine sécurité, il faut une
perpétuelle méfiance — ne devrait pas empêcher
le consommateur d'avoir au besoin la curiosité très
sage de faire analyser par le laboratoire municipal
le lait qu'il viendrait d'acheter.

Eh bien, la mairie de Roubaix ne pouvant,
après des sommations répétées, obtenir des lai-
tiers de la ville le lait pur à exiger d'eux, s'est
décidée à créer cette vacherie et cette laiterie modèles demandées par le Dr Courmont, et je dois
reconnaître que cette tentative de socialisme municipal paraît jusqu'ici avoir complètement réussi.
Aujourd'hui la ville de Roubaix a du lait excellent et à bon marché pour sa très nombreuse
population ouvrière. Mais ce lait parfait, je crois

(1) Dans des laiteries centrales ne pourrait-on faire le contrôle, l'analyse du lait, provenant de toutes les laiteries
approvisionnant une ville, et le lait qui en sortirait, pour être
vendu par les détaillants, porterait aussi l'estampille officielle.
On ferait pour le lait l'examen qui est fait aux abattoirs pour
tous les animaux.

que par d'autres moyens, on pourrait aussi l'obtenir.

Quelle que soit la décision à prendre, il faut en prendre une. Certaines laiteries sans doute fournissent à Paris du lait très bon, mais moyennant un supplément de prix qui ne permet pas à la population pauvre de l'acheter. Comment cependant en laisser privés les enfants ou les malades pauvres, parce qu'il est trop coûteux ?

J'applaudis donc aux intentions du Dr H. de Rothschild, qui l'a voulu fournir à bon marché, et gratuit même ou demi-gratuit pour beaucoup de malheureux.

Son *Œuvre philanthropique du lait* a aujourd'hui 57 dépôts. On peut s'en procurer de très bon à 0,25 dans 49 dépôts. Le lait stérilisé coûte 0,20 la bouteille d'un demi-litre, et 0,10 le petit flacon de 100 grammes.

'L'Œuvre s'est assuré la production laitière d'une des meilleures régions des environs de Paris, où elle a organisé des laiteries modèles et d'où il arrive dans des récipients plombés.

Avec ses bénéfices, déjà grands, cette *Œuvre philanthropique* distribue des bons gratuits et demi-gratuits.

'affaire paraît excellente, puisque cette distribution, fondée sur les bénéfices, est aujourd'hui (en 1907), de 2,000 fr. par mois (1).

De telles œuvres sont précieuses, si elles réalisent et continuent à réaliser ce qu'elles promettent; et j'espère que partout il s'en créera bientôt à l'imitation de celle-ci. Oui, ces affaires bien gérées seront, je le crois, toujours bonnes. J'ai déjà

(1) Voir : *Revue Philanthropique*, publiée par P. STRAUSS, Directeur. 15 fév. 1907.

répondu à ceux qui reprochent à la philanthropie
de faire parfois des bénéfices. Il faudrait qu'elle
en fît toujours, comme le déclarait M. Mangini à
propos de ses œuvres philanthropiques, de ses
maisons et de ses restaurants à bon marché, afin
que les capitaux fussent encouragés à aider davantage la philanthropie, — et la sienne, nul assurément ne la pourrait mettre en doute.

La question *du pain* (1) a été très discutée, et l'est
encore. Faut-il définitivement adopter le pain *complet*, le pain bis, le simple pain blanc ? Quel est le
meilleur ? Le meilleur pain est celui de première ou
ou seconde qualité, et le bis ; non le plus blanc ou
pain de luxe, dont la blancheur n'est due qu'à un blut-
tage qui lui a enlevé une partie de son gluten, de
son phosphore organique et de sa saveur. Mais souvent le pain bis est lourd, plus ou moins acide, mal
supporté par bien des estomacs.

Le pain doit être aussi peu acide que possible ; il
doit être bien levé ; sa mie ne doit pas coller au doigt.

Le pain complet renferme trop de son, qui pour
l'homme est inassimilable, et qui, en excitant le mouvement péristaltique de l'intestin, peut le fatiguer et
s'opposer à l'utilisation complète des aliments.

Au Congrès d'hygiène alimentaire, M. J. Roussel
a montré la survivance de bacilles pathogènes dans
le pain après cuisson, et il concluait ainsi :

« 1° La température de cuisson du pain atteint de
101°5 à 103° pour la mie et de 125° à 150° pour la
croûte ;

(1) C'est en France, puis en Belgique, puis en Allemagne, puis
en Hollande que l'on mange le plus de pain : en France on
mange 750 gr. de pain en moyenne par jour et par tête.

« 2° Ces températures sont suffisantes pour tuer les bacilles pathogènes, mais les spores ne sont détruites en général que dans la croûte ;

« 3° Le bacille tuberculeux conserve sa virulence après avoir subi la température de cuisson du pain.

« Donc toute pâte contaminée donne un pain contaminé et le seul remède est l'application exclusive des procédés mécaniques à la manutention du pain. »

Cette conclusion me paraît importante, étant donné le grand nombre d'ouvriers boulangers tuberculeux.

Nous parlions ailleurs de la cherté du blé, et par conséquent de celle du pain, aliment admirable et universel, avec le lait, le plus utile peut-être, étant lui aussi un aliment complet. Une démocratie doit veiller à ce que cette cherté baisse.

Je ne veux maintenant, — j'aurais sur cette question du blé et du pain trop à dire, — que signaler une très belle œuvre, celle de la *Société coopérative de Roubaix*.

Les patrons du *Syndicat de l'Industrie Roubaisienne* fondaient le 1er décembre 1892 une boulangerie économique appelée l'*Union*. Ils renonçaient à tout dividende et faisaient l'abandon de l'intérêt de leurs capitaux engagés, afin de lui permettre de fournir *gratuitement* du pain aux sociétaires exceptionnellement malheureux. Aujourd'hui l'*Union* est la plus grande boulangerie de France, et donne à 50.000 personnes de l'excellent pain à bon marché. Le pain de ménage de 2 kilos ou le pain de gruau de 1 kil. 1/2 est à 50 cent. ; et l'*Union* accorde sur ce prix une ristourne de 12 cent. ; c'est donc pour 38 cent. qu'elle donne ce pain de ménage de 4 livres, ou ce pain de gruau de 3 livres. Au bout de l'année, c'est environ 40 francs que rapportent ces ristournes pour un pain par jour, et pour 3 pains, 120 francs.

Le chiffre annuel des ristournes est d'environ 300.000 francs.

En cas de maladie ou d'accident de travail, l'adhérent a droit à 10 pains par semaine pendant 3 mois ; à la naissance de chaque enfant, il a droit à 24 pains ; à son décès, toute la consommation de la famille est gratuite pendant 15 jours.

Tout adhérent ayant 25 années de présence dans la Société et 60 ans d'âge reçoit gratis sa consommation de pain le restant de sa vie.

L'*Union* a fait 15 millions d'affaires, depuis sa création, et a distribué près de 3 millions de ristournes aux 14.787 ménages, c'est-à-dire aux 50.000 personnes composant sa clientèle.

Une telle œuvre honore ceux qui l'ont créée et l'ont fait si magnifiquement réussir.

Et ce n'est pas tout, car le Syndicat de l'Industrie Roubaisienne, étendant et faisant rayonner plus loin encore que sa boulangerie modèle son activité bienfaisante, a organisé dans Roubaix, pour les ouvriers, 24 œuvres excellentes, Sociétés de secours mutuels, Caisse de retraites, habitations ouvrières, etc.

Rien donc de plus étonnant, ni de plus important au point de vue social, que cette grande boulangerie roubaisienne. Elle démontre tout le bien qui peut sortir de ces *Coopératives*, trop rares malheureusement en France ; et elle prouve aussi une fois de plus combien en de telles œuvres le désintéressement des créateurs et des chefs est chose d'abord nécessaire.

Le *vin* est devenu ou pourrait devenir à très bon

marché, et je ne suis pas des médecins qui s'en sont faits les adversaires. Le vin est bon pour les travailleurs, et pour tous, s'il est naturel, s'il est pur, s'il est chargé de peu d'alcool; et il ne doit être interdit qu'à certains malades, or j'espère que tous les Français ne le sont pas. Mais comme il est un extrait de soleil, dans les pays de soleil, il est moins utile que dans les pays du Nord.

Je redoute l'ivrognerie plus que l'alcoolisme, et la loi contre l'ivresse, affichée si haut du reste en tous les cabarets que nul ne la peut lire, est absurde autant qu'inefficace, comme beaucoup de nos lois. L'alcooolique, qui n'est pas ivre, est certainement le plus empoisonné; et ce n'est donc pas l'ivresse, c'est l'alcoolisme que la loi aurait dû viser.

Quelques mots seulement sur le vin, et je ne veux parler que de son prix. Le retrait des droits d'octroi n'a pas donné pour sa vente à bon marché, dans Paris du moins, tout ce qu'on espérait d'une loi, par exception, très sage. Mais elle a dans les villes augmenté encore nos impôts.

Le Dr de Rothschild a créé, après son *Œuvre philanthropique du lait*, l'*Œuvre philanthropique du vin*: « le but de son œuvre était double: acheter aux viticulteurs du Midi, sans intermédiaire, le vin à un cours rémunérateur pour eux, afin de réagir contre la mévente des vins, dont le Midi souffre depuis quelques années; vendre dans des bouteilles d'un litre, bien capsulées, pour rendre la fraude impossible, le vin à Paris à un prix très bas, qui laisse toutefois un léger bénéfice ».

On n'en tolère pas la dégustation dans les dépôts.

Huit à dix mille bouteilles sortent chaque jour de

l'entrepôt central et vont alimenter 126 dépôts situés dans les quartiers les plus populeux de la capitale. Au mois de mai prochain la commission aura déjà 20.000 francs à répartir, et, parait-il, à des œuvres de bienfaisance.

On voit ainsi combien, avec un peu d'intelligence et d'esprit d'organisation, on peut arriver parfois à résoudre, sans perte aucune, même avec des bénéfices, la question de l'alimentation à bon marché.

M. E. Kayper, dans une *Communication au Congrès d'hygiène*, demandait fort justement que la question du *cidre* fût résolue au point de vue de ses qualités hygiéniques, très discutées encore.

« Le cidre n'est pas toujours obtenu avec du jus pur, on l'additionne souvent de 20 0/0 d'eau. Il est essentiel que cette eau remplisse les conditions de l'eau potable.

« On reproche au cidre d'être trop aqueux, souvent trop acide, froid pour l'estomac, occasionnant ainsi des troubles digestifs, nécessitant l'absorption supplémentaire d'alcool et portant ainsi vers l'alcoolisme.

« Le cidre est un diurétique puissant par son acide malique peut-être.

« C'est surtout le Dr Denis Dumont qui a contribué à établir les propriétés hygiéniques du cidre. en montrant qu'il pouvait jouer un rôle efficace dans les maladies de la gravelle et qu'il avait des propriétés antigoutteuses. Il attribue la rareté de la maladie de la pierre dans le Calvados, l'Orne et la Manche à la consommation du cidre ; cette manière de voir n'est pas partagée par tous les médecins.

« Il serait d'un grand intérêt de faire des études comparatives au point de vue alimentaire, du cidre, du vin et de la bière.

« Tout cidre mal fermenté ou mal soigné devient facilement le siège de fermentations secondaires, de maladies : acétification, filage, amertume, etc., et est à rejeter. Certes la difficulté de sa bonne conservation, d'autre part la falsification (cidrette) dont il est l'objet, sont pour beaucoup dans la mauvaise réputation dont il jouit en certains milieux.

« Les principales falsifications, d'ailleurs bien connues, sont : l'addition de glucose, de caramel, coquelicot, cochenille, nitre et rhubarbe. »

De la *bière* trop souvent falsifiée, adultérée aussi, je ne dirai qu'un mot. Il est mieux, en tout pays, de boire la bière de ce pays. Nos françaises aujourd'hui sont généralement très bonnes et beaucoup, selon moi, valent les allemandes les meilleures. Il serait donc plus hygiénique, j'ajouterai plus patriotique et tout aussi agréable, de préférer, en France, celles de France.

La bière est plus chère que la généralité de nos vins ; ce serait une raison déjà pour ne pas, habituellement, la substituer au vin, à ces vins français qui jadis ont fait quelque peu le sang de la France et son âme généreuse, joyeuse, chaude parfois comme eux

Mais je m'arrête, chacune de ces questions demanderait un développement impossible à leur donner ici.

CHAPITRE XIII

ÉTABLISSEMENT DE LA RATION ALIMENTAIRE

L'homme qui sait nourrir tous ses animaux domestiques, ne sait pas se nourrir. Les éleveurs savent ce qu'il faut rationnellement, scientifiquement à leurs chevaux, à leurs bœufs, leurs vaches, leurs moutons, pour tirer d'eux le plus de force, le plus de viande ou de laine. L'homme ne sait pas encore ce qu'il faut à l'homme pour se nourrir ou ne le sait que mal, empiriquement; et cette ignorance qui produit déjà tant de gaspillages d'énergies, cause aussi une partie de nos maladies et de nos dégénérescences (1).

Les aliments répondent à divers besoins :

1º Ils apportent à l'organisme les éléments de

(1) Ce sont les travaux de l'admirable savant américain Atwater, qui, animant les laboratoires magnifiques créés par lui et ses élèves, ont le plus fait pour établir les lois principales de la science nouvelle de l'alimentation.

Mais n'oublions pas en Allemagne les travaux de Kœnig, en France ceux du Prof. Ch. Richet, ceux d'Alquier, ceux du Prof. Arm Gautier, dont le livre si remarquable, paru chez Masson en 1904, *L'Alimentation et les régimes*, en a inspiré tant d'autres.

Enfin le Docteur et Sénateur Ricard (de la Côte-d'Or) fondait il y a 3 ans la *Société d'hygiène alimentaire*, au moment où

croissance; 2° ils réparent ses pertes continues; 3° ils fournissent la chaleur, qui maintient à 37° la température du corps humain, et celle qui dans l'organisme se transforme en travail, les aliments, comme le charbon de la machine à vapeur, dégageant de l'énergie, quand les brûle l'oxygène du sang (1). Deux sortes d'énergies sont donc fournies par eux, l'énergie calorifique, l'énergie mécanique.

Les aliments se répartissent en *substances quaternaires* et en *substances ternaires*.

Les quaternaires ou *albuminoïdes* résultent de la combinaison du carbone, de l'oxygène, de l'hydrogène et de l'azote. Tous nos tissus, ceux des muscles, des viscères, des glandes, du système nerveux, essentiellement formés d'albumine et de graisse, se brûlent, s'usent continuellement, en donnant des résidus, des déchets, des cendres, que les reins, les glandes sudorales, l'intestin ont sans cesse à éliminer.

Chaque jour il faut donc à l'organisme une cer-

---

je pensais aussi à en proposer et provoquer la formation. Cette Société a rendu déjà les plus grands services, et par ses travaux, que publie sa *Revue d'hygiène alimentaire*, et par le *Congrès international* qui lui est dû, et dont les rapports, les communications et les discussions ont été très intéressants.

(1) On ne peut comparer absolument la machine humaine à la machine à vapeur. Celle-ci d'abord n'est pas animée par ce système nerveux, si mystérieux, si prodigieux, particulier aux êtres supérieurs. La machine humaine par rapport au moteur à vapeur serait meilleure du reste, puisqu'elle utilise en travail mécanique le quart de la chaleur qui lui est fournie, et le moteur à vapeur n'en transforme que la 10ᵉ partie. Ce moteur en toute saison, et toujours, mange le même combustible de la même manière, en même quantité : pour l'homme, il n'en est pas ainsi, et il faut à sa machine, ce dont parle le Dʳ Monteuuis, et dont on ne tient pas assez compte, il faut une mastication lente, méthodique, et une façon de préparer les aliments pour leur conserver toute leur valeur nutritive, et il faut encore bien des choses.

taine quantité d'albumine et de graisse, pour remplacer celle qui se détruit, et, pendant la croissance, celle qui est nécessaire à la formation des tissus.

Les substances ternaires sont composées de carbone, d'hydrogène et d'oxygène. Les hydrates de carbone sont considérés comme formés d'atomes de carbone réunis à des molécules d'eau, d'où leur nom. Les graisses, comme les hydrates, se composent d'hydrogène et de carbone, mais unis en des proportions différentes, d'où les différences de leurs propriétés.

La réparation de nos tissus demande moins d'aliments que la production de la chaleur, qui en consomme les 2/3 environ.

Les *albuminoïdes* (caséine du lait, albuminoïdes de la viande, albumine du blanc et vitelline du jaune d'œuf, gluten des céréales et du pain, légumine et albumine diverses des légumineuses et autres végétaux), forment surtout, et entretiennent les tissus, mais ils fournissent aussi de la chaleur. Et je note aussitôt que les albuminoïdes fournis par le règne animal sont généralement plus coûteux que ceux fournis par le règne végétal.

La chaleur, dont une partie se transforme donc en travail mécanique, est fournie surtout par les *graisses* et les *hydrates de carbone*, par les *graisses* (beurre du lait, graisse des viandes, du jaune d'œuf, ou graisses du règne végétal huiles d'olive, de noix, etc.), par les *hydrates de carbone* (lactose du lait, glycogène du foie, amidon des légumes, des pommes de terre, sucre des légumes ou des fruits).

Graisses et hydrates de carbone sont nos vrais combustibles.

On comprend que pendant la croissance il faille

une ration supplémentaire d'albuminoïdes pour la formation des tissus, comme en tout temps aussi, quand un fort travail musculaire en produit une usure plus grande, ou après une maladie, quand l'organisme encore doit réparer ses pertes. Il faut de même une ration supplémentaire de graisse ou d'hydrate de carbone en hiver et dans les pays froids, ou quand un travail de force réclamera un supplément de force.

L'usage exclusif de chacun des aliments, albuminoïdes, graisse ou hydrates de carbone, ne pourrait donc suffire à l'entretien de l'organisme, mais les hydrates de carbone et les graisses peuvent se remplacer ou à peu près.

Les aliments sont dits *complets*, s'ils renferment, en proportion nécessaire à la vie, albuminoïdes, graisse et hydrates de carbone, le lait par exemple; ils sont dits *composés*, quand il leur manque un des 3 éléments, albuminoïdes, graisse ou hydrates de carbone; *simples*, quand ils ne continnent qu'une substance alimentaire, graisse ou sucre, je suppose. Mais l'homme ne se nourrit pas que de ces substances quaternaires et ternaires, il se nourrit encore d'eau, de sels, d'air aussi, dont on ne parle pas.

L'eau entre pour une part considérable dans la formation et l'entretien de nos tissus, du sang d'abord, de ce milieu liquide, presque marin, où, d'après la belle conception de M. Quinton, continuent de vivre toutes les cellules, depuis l'origine des êtres aux profondeurs de l'Océan.

L'eau est absorbée directement ou se trouve contenue dans les aliments.

En pratique les 22 gr. environ de matière minérale que nous perdons chaque jour, et dont la moitié est du sel marin, sont contenus dans nos aliments ; et nous n'avons pas à nous en préoccuper.

Ces aliments, en brûlant dans l'organisme, dégagent des quantités de chaleur ou de calories (1) différentes.

Suivant Atwater :

    1 gr. d'albumine dégage. . . . . 3 calories 68
    1 gr. de graisse   — 8   —   65
    1 gr. d'hydrate de carbone dégage. . 3   —   88

Donc, connaissant la composition de chaque aliment en albumine, graisses, hydrates de carbone (2), nous pourrons d'après son poids, établir sa valeur énergétique ou le nombre de calories qu'il peut fournir.

Voici un aliment complet, le lait :

1.000 grammes de lait, contenant d'après les analyses d'Atwater : 36 grammes d'albumine, qui donnent $36 \times 3,68 = 132,48$ calories, 36 grammes de graisse qui donnent $36 \times 8,65 = 311,40$, 45 grammes de sucre qui donnent $45 \times 3,88 = 174,60$, fournissent donc 618,48 calories environ.

Voici encore un aliment complet: les légumes secs.

1.000 grammes de légumes secs, contenant : 230 grammes d'albumine qui donnent $230 \times 3,68 = 846,40$ calories, 20 grammes de graisses qui en donnent $20 \times 8,65 = 173$; 550 grammes d'hydr. de carbone, qui donnent $550 \times 3,88 = 2.134$, fournisssent donc 3.153 calories environ.

(1) On sait que la *calorie* (ou unité de chaleur) est la quantité de chaleur nécessaire pour élever de 1 degré, 1 kil. d'eau : et que son équivalent mécanique correspond à 425,5 kilogrammètres de travail produit, un kilogrammètre étant la mesure de travail qui consiste à soulever 1 kilog. à 1 mètre de hauteur.

(2) Et c'est le travail énorme et nécessaire qui a été fait par Atwater, par Kœnig, par Alquier plus récemment.

Voici un aliment composé, le pain :

1.000 grammes de pain, contenant : 70 grammes d'albumine qui donnent $70 \times 3,68 = 257,60$, et 530 grammes d'hydr. de carbone qui donnent $530 \times 3,88 = 2.056,40$, fournissent donc 2.314 calories environ.

Voici encore un aliment composé, la viande :

1.000 grammes de viande, contenant : 100 grammes d'albumine qui donnent $100 \times 3,68 = 368$ et 50 grammes de graisse qui donnnent $50 \times 8,65 = 432,50$, ne fournissent donc que 800,50 calories environ, quand 1.000 grammes de légumes secs en donnaient plus de 3.000.

Voyons maintenant ce que par 24 heures il faut à l'homme de calories et d'albumine.

On a calculé qu'*un homme au repos et de poids moyen* (de 60 kilog. par exemple) dépense 2.250 calories environ, c'est-à-dire 35 calories par kilog. du corps ($60 \times 35 = 2.250$), et il les dépense pour tous ses mouvements, volontaires ou non, externes ou internes, pour l'entretien de sa chaleur normale, pour la formation en vapeur de l'eau rejetée par sa peau ou ses poumons, pour l'échauffement de l'air qu'il respire, et celui des substances alimentaires froides qu'il ingère, etc.

On a calculé qu'*un homme effectuant un travail musculaire modéré* dépense environ 5 calories de plus par kilog. du corps, donc 2.400 calories (60×40) ; enfin qu'*un homme effectuant un fort travail musculaire* dépense, au moins, 48 calories au lieu des 35 de l'homme au repos, donc 2.880 calories (60×48).

Quant à la quantité de matières albuminoïdes digestibles, nécessaire pour réparer chaque jour l'usure du corps en azote, on a calculé qu'elle était de 1 gramme environ par kilog. de poids du corps ; un homme pesant 60 kilog. et au repos, doit donc avoir dans sa ration alimentaire au moins 60 grammes d'albuminoïdes chaque jour.

Les auteurs diffèrent cependant sur ce minimum (1).

D'après Alquier (2), *un homme de 70 kilog. exécutant un travail musculaire moyen*, aurait largement assez de 84 ou 86 grammes d'albuminoïdes digestibles par 24 heures, c'est-à-dire de 1 gr. 20 environ par kilog. de poids du corps.

D'après lui, il convient que sur ces 84 grammes, la moitié environ soit fournie par le règne animal. Si l'on suppose qu'il n'ingère ni œufs, ni lait, ni fromage, et en tablant sur ce que 100 grammes de viande de bœuf tels que le boucher les vend, avec déchets, contiennent 15 grammes d'albuminoïdes digestibles, il faudra donc qu'il achète par jour 280 grammes environ de viande de bœuf, et en mettant 250 grammes, c'est même suffisant. Ce poids de 250 grammes est évidemment trop élevé, quand l'œuf et les produits de laiterie font partie du régime, et tout l'azote apporté par ces derniers aliments doit être donné en moins sous la forme de viande.

Ainsi pour un homme au repos et d'un poids moyen, la ration indispensable d'albumine doit être de 0 gr. 75 à 1 gramme par kilog. de corps, et pour l'homme qui travaille 1 gr. 20 et plus pourront devenir nécessaires.

(1) BARDET admet le chiffre de 0 fr. 75., attirant l'attention sur le danger de prendre une trop grande quantité de matières protéiques qui provoquerait cette déchéance de l'organisme, dénommée par lui l'albuminisme.

(2) ALQUIER. *Les aliments de l'homme.* (Masson, éd. 1907).

Nous avons vu ce qu'il lui fallait de calories; et voici en quelle proportion ces aliments devront être répartis :

Albuminoïdes 1
Graisses 0, 50
Hydrates de carbone 4

Ainsi pour un homme de taille et de poids moyens plus ou moins au repos, si la quantité d'albuminoïdes doit être de 80 grammes par jour environ, les graisses devront être de 40 grammes et les hydrates de carbonne de 320 grammes.

Nous rapportant aux tables d'Atwater, de Kœnig ou d'Alquier, qui donnent l'analyse de tous les aliments en albuminoïdes, graisses, hydrates de carbone, et sachant ce que fournissent de calories les albuminoïdes, les graisses, les hydrates de carbone, sachant enfin ce qu'il faut à chacun d'albumine et de calories d'après son âge, son travail, ses différents états (croissance, grossesse, allaitement), et la saison ou le climat, nous pouvons établir sa ration alimentaire quotidienne, de façon qu'il mange assez, ni trop ni trop peu, mais qu'il mange à très peu près tout ce qu'il lui faut manger.

Nous aurons donc à déterminer la ration d'*entretien*, la ration de *travail*, la ration de *croissance*, et aussi ce que j'appellerai la ration *d'état* (de grossesse, d'allaitement), qui, dans certains cas, peuvent s'additionner.

La ration d'*entretien* doit réparer les tissus et produire la chaleur nécessaire à la machine humaine ; elle dépendra de la stature et du poids, mais en pratique elle est établie d'après le poids surtout.

La ration de *travail* est celle demandée par le

travail musculaire ou cérébral, et elle sera plus ou moins supplémentaire de la ration d'entretien. L'ouvrier maigrit, c'est-à-dire qu'il brûle, mange sa propre substance, quand, travaillant beaucoup, il ne mange pas assez, ou quand travaillant plus, il ne mange pas davantage. Or, pour la ration de travail musculaire, la ration supplémentaire sera surtout celle des hydrocarbones, ce qui est trop ignoré.

Et le genre du travail, musculaire ou cérébral, devra modifier quelque peu le genre de l'alimentation.

Aux cérébraux le Dr de Fleury, dont j'ai exposé au chapitre du Végétarisme certaines des idées, qui concordent avec les miennes, recommande 125 gr. de viande ou de poisson seulement, et à midi.

« Pendant toute la période de *croissance*, l'enfant ou l'adolescent devra recevoir une alimentation proportionnellement plus abondante, puisque l'alimentation devra pourvoir en plus à l'accroissement de son corps... Si l'alimentation est insuffisante, l'enfant restera maigre, étiolé, son thorax ne se développera pas, son système musculaire sera faible. La nourriture pour lui ne devra pas seulement être abondante, elle devra contenir des albuminoïdes nécessaires à la formation de ses tissus nouveaux, ainsi que des sels (chlorures, phosphates, sulfates) que réclame la constitution de ses humeurs et de son squelette (1).

« Chez les enfants en voie de croissance les rations varient constamment et l'on ne saurait indiquer la ration moyenne qu'il leur faut ; l'alimenta-

(1) Prof. Landouzy et MM. Labbé, *Enquête sur l'alimentation*.

tion du nourrisson et de l'enfant est une question trop complexe pour que l'on puisse utilement la résumer en quelques chiffres » (1).

Enfin, il y a la ration *de certains états* (grossesse, allaitement). « La femme enceinte, aussi bien que la nourrice, si elles ont surtout à travailler pour vivre devront recevoir une nourriture en rapport, non seulement avec leurs besoins personnels, mais avec la nécessité de former et de nourrir l'enfant qu'elles portent ou qu'elles allaitent (2). »

« La ration alimentaire devra donc varier, en quantité et qualité, selon l'âge, le travail, selon certains états, selon le climat ou la saison.

« Un individu de grande taille aura besoin d'une ration plus forte, mais non toujours un homme de grand poids, comme l'obèse.

« Les besoins nutritifs de la femme qui, d'une façon générale, est plus petite et moins lourde que l'homme, représentent environ les 4/5 de ceux de ceux de l'homme, c'est-à-dire qu'elle pourra se contenter de 800 grammes environ d'aliments quand l'homme en ingérera 1000.

« Chez les vieillards, l'alimentation sera réduite, mais pas trop cependant, parce que les organismes fatigués par l'âge utilisent moins bien les aliments, et, parce que la dépense inhérente à l'entretien de la constante thermique reste chez le vieillard à peu près la même que chez les adultes : 2000 calories utilisables suffisent aux vieil-

(1) ALQUIER : *Les aliments de l'homme.*
Voir aussi du même auteur avec la collaboration du Dr DROUINEAU : *Glycogénie et l'alimentation rationnelle au sucre. Étude d'hygiène alimentaire sociale, et de ration du bétail.* (Paris 1905.) Livre capital sur la question.
(2) Prof. LANDOUZY. *Op. cit.*

lards hommes, et 1600 aux vieillards femmes (1). »

Le sujet est si nouveau, si important et si difficile, que j'emprunterai encore à M. Alquier quelques notions, qu'il a rendues très claires, sur cet établissement de la ration alimentaire.

« Nous avons vu que la quantité nécessaire de matières albuminoïdes digestibles est de 1 gramme, 1 gr. 10 environ par jour et par kilog. de poids corporel. La dose minima d'azote nécessaire est théoriquement la même, que l'homme soit au repos ou travaille.

« Dans ce dernier cas, en effet, l'élimination des déchets azotés augmente à peine. Néanmoins, comme le travail musculaire provoque parfois chez l'adulte un léger accroissemeut de la masse musculaire proprement dite (partie maigre de la viande), il semble rationnel d'augmenter un peu la dose minima d'azote dans la ration des travailleurs, et à ceux-ci 1 gr. 20 d'albuminoïdes digestibles par kilogramme de poids corporel suffisent largement.

« Si l'on dépasse les doses d'azote alimentaire, le surplus de protéiques, ainsi apporté par la ration, est utilisé pour subvenir aux autres besoins de l'organisme à la place d'une certaine quantité d'aliments ternaires, mais il ne faut pas oublier que les déchets dangereux de l'alimentation se trouveront de ce fait très augmentés, et que la santé en souffrira à la longue.

« Cette dépense obligatoire d'albumine, une fois

---

(1) Consulter encore sur ces questions : *La cuisine rationnelle des malades et des bien portants*, par Mme Augusta Moll-Weiss, 1907), du Dr PASCAULT, *L'arthritisme et la suralimentation*, (1907) et du Dr A. MONTEUUIS, *L'alimentation et la cuisine naturelle dans le monde*.

déterminée, il reste à choisir entre les aliments qui vont la couvrir. On peut dire que les bonnes proportions de viande, de pain, de légumes sont celles qui empruntent la *moitié des albuminoïdes ingérés au règne animal et l'autre moitié au règne végétal*. Tout régime qni introduit plus de 60 % de son azote sous forme de protéiques d'origine animale n'est pas sain; on sait les inconvénients du régime carné excessif.

« La différence entre les calories totales nécessaires et les calories qui proviennent des protéiques de la ration, est forcément fournie par un mélange de matières grasses et hydrocarbonées. D'un côté on ne doit pas trop demander aux graisses, car l'homme les supporte mal par grandes quantités. D'un autre côté, si l'on demande trop aux hydrocarbonés, ceux-ci ne se trouvant en abondance que dans les aliments du règne végétal, la ration devient trop volumineuse. La quantité d'aliments à ingérer doit être en rapport avec la capacité du tube digestif. Les rations par trop massives d'aliments d'origine végétale ne conviennent pas à l'homme, qui est omnivore et non herbivore.

« Enfin, il faut tenir compte de la distinction que tout le monde sait faire entre les aliments légers, qui passent facilement, dit-on, et les aliments lourds, dont la digestion est lente et pénible, et de la distinction aussi entre les aliments qui plaisent et ceux que l'on n'aime pas. Car on ne doit pas oublier que le travail musculaire et le travail digestif s'excluent en quelque sorte l'un l'autre, qu'ainsi toute ration judicieusement établie ne doit pas nuire à la puissance du travail musculaire, et qu'elle doit aussi plaire au goût, les mets appétissants augmentant la sécrétion des sucs digestifs et par eux facilitant la digestion. Cette dernière remarque montre en passant combien il est important que la nourriture soit bien préparée, bien cuite, bien accommodée et bien présentée ; un aliment de bas prix, sortant des mains d'une bonne cuisinière, est tout aussi appétissant et le plus souvent tout aussi nourrissant qu'un aliment coûteux. »

D'un rapport sur la *Ration d'entretien aux divers âges* (1), par M. le professeur Maurel, de Toulouse, je reproduis aussi ces observations :

« Pendant la croissance, contrairement à ce que l'on pourrait croire, ce ne sont pas les besoins en albuminoïdes qui sont surtout augmentés, mais ceux en calories, d'où cette conséquence importante que dans l'établissement des rations de cet âge, ce ne sont pas les azotés qu'il faut augmenter, mais bien les ternaires.

« Les variations que l'influence de la température ambiante peut faire subir aux besoins de l'organisme peuvent aller jusqu'à les doubler et même au delà, et cette influence s'exerce sur toutes les rations, sur celle du travail, de l'allaitement, sur celle de l'entretien. Chacune d'elles peut donc ainsi être considérablement augmentée par le froid ou diminuée par la chaleur. »

Et ainsi les ménagères devront veiller en hiver à ce que les soupes soient, comme les plats, un peu plus grasses.

Etudier le régime d'alimentation saine et rationnelle de certains malades, de l'obèse, du diabétique,

____

(1) Congrès d'hygiène alimentaire.

du dyspeptique, du migraineux, du goutteux, de l'arthritique en général, dont j'ai dit du reste quelques mots, le régime de l'albuminurique, du phosphaturique, du tuberculeux, de l'anémique, du cardiaque, de l'artérioscléreux, du malade de la peau, etc., tout cela m'entraînerait trop loin ; et du reste c'est œuvre de pathologiste plus que d'hygiéniste. Je renvoie donc pour l'étude de ces régimes aux livres sur l'alimentation parus récemment et en si grand nombre, mais surtout, et d'abord, à celui du professeur Gautier, le livre par excellence, et qui fait le plus autorité pour l'alimentation rationnelle de l'homme sain et du malade.

A ce sujet, quelques mots cependant. On verra, en parcourant les beaux travaux du Dr Huchard, du Professeur Robin, ceux aussi du Dr Fiessinger, du Dr Pascault, du Dr de Fleury, la part que peut prendre le régime lacté, ou le régime lacto-végétarien, ou le régime végétarien mixte, dans le traitement hygiénique de beaucoup de maladies, d'origine arthritique surtout, et cela donne encore au végétarisme une importance toute nouvelle. Ces régimes sont en général peu coûteux pour les malades ; il n'en est pas de même toujours pour le traitement par la suralimentation carnée, ordonnée aux tuberculeux.

Voici par exemple la prescription d'hygiène alimentaire que le professeur Robin rédige pour la plupart de ses malades :

« Les tuberculeux doivent prendre une nourriture aussi copieuse que le permet leur estomac, mais il est bien entendu que les indications ci-dessous ne doivent être suivies que dans la limite des ressources de chacun :

1° Au réveil : Soupe épaisse au bouillon ou au lait,

avec des légumes farineux, des pâtes alimentaires et du pain.

2° A dix heures : Soupe moins copieuse.

3° A midi : Pâtes alimentaires (nouilles, macaroni, etc.) cuites à l'eau et au sel et additionnées à table de beurre et de fromage râpé ; pommes de terre en robe de chambre (ou cuites sous la cendre) servies avec du beurre et du sel ; œufs à la coque (ou sur le plat) peu cuits, ou poisson frais ou salé ; un plat de légumes farineux (haricots, pois, fèves, lentilles, riz), cuits à l'eau et au sel, auxquels on ajoutera, en servant, du beurre, de l'huile ou de la graisse ; viande grillée ou rôtie (si possible) ; fruits cuits.

4° A 4 heures : Même petit repas qu'à 10 heures.

5° A 7 h. 1/2 : Soupe épaisse au lait avec des pâtes alimentaires ou des farineux et même repas qu'à midi.

Aux repas, boire de préférence de l'eau, du lait ou de la bière. — Les personnes dont l'estomac peut supporter le vin, ne doivent pas dépasser une bouteille par jour.

Les corps gras (huile, beurre, graisse, poissons préparés à l'huile) sont très recommandés, à la condition que l'estomac les supporte bien.

Aux repas de 10 heures et de 4 heures ajouter 50 grammes de viande crue.

Aux repas de midi et de 7 heures et demie, prendre, dans de la soupe ou du bouillon, 5 grammes de gélatine dissoute dans un peu d'eau chaude. »

J'ai déjà rappelé que la viande de cheval pourrait être employée de préférence comme viande crue, parce qu'elle est peu chère, et aussi parce qu'elle ne transmet pas le tœnia. Il est question du reste de l'employer dans les hôpitaux (1).

Je m'arrêterai un moment, en raison de son importance, sur la question de l'alimentation saine et rationnelle du premier âge. Nous nous vantons de notre civilisation présente : elle est encore à demi barbare, même aux pays qui sont ou semblent d'une très haute culture. Je le prouverai par ce seul fait que dans la première année 100.000 ou 150.000 enfants meurent en France, dont les trois quarts ou la moitié certainement sont tués par l'ignorance des mères ; et ce massacre d'innocents ne se voit pas qu'en France, il est pire en d'autres pays. Ainsi dans le monde entier des milliers et peut-être des millions d'enfants sont chaque année dévorés par cette « Puissance des ténèbres », qui est l'ignorance; et alors on comprendra avec quelle passion certains hommes de science et certains hommes de cœur, les Budin, les Pinard, les Legendre, les Cheysson, les Strauss, les Siegfried ont lutté, luttent sans relâche, pour sauver une partie de ces êtres, de ces pousses humaines, que l'ignorance, l'ignorance surtout, voue à la mort. Il faut, disent des idéologues, que beaucoup d'enfants meurent, sinon le monde serait trop peuplé, et peut-être l'est-il trop déjà. Mais cet équilibre, mais cet ordre, admiré pourtant par les optimistes, sort, on l'avouera, d'un affreux désordre ; il faut trop de morts vraiment pour créer la vie, et ces procédés de la nature étonnent de plus en plus, révoltent la conscience humaine.

La nature est indifférente à toutes les tueries, et elle l'est d'abord à ces massacres d'êtres ou de

(1) On mange, dit-on, aujourd'hui 40 000 chevaux à Paris, qui a 300 boucheries hippophagiques.

germes d'êtres. Nous, tout en ne voulant pas que
trop d'enfants naissent, nous ne pouvons vouloir
que trop d'enfants meurent (1). Il est curieux que
nos idées actuelles sur la protection de la vie, et
nos progrès magnifiques en chirurgie et en médecine, qui vont diminuant la léthalité, arrivent juste à
l'heure où l'humanité, presque partout déjà, pense
et commence à restreindre sa natalité. A une moindre léthalité il est nécessaire en effet que réponde
une natalité moindre. Cette idée, je la soutiens depuis longtemps, mais avec cette correction que si
l'humanité, consciemment et sagement, doit restreindre le nombre des naissances, la France, sous
peine de mort, doit augmenter les siennes, et avec
cette correction encore, que si les enfants sont plus
rares, il faut que ces produits rares soient au moins
des produits non avariés, non médiocres, et que
ces deux ou trois enfants seulement soient conçus
en des conditions aussi parfaites que possible, naissent très viables, sains et robustes.

Fort grave est donc en France, et plus qu'ailleurs la question de l'hygiène alimentaire et de la
conservation des nouveau-nés. Aussi je rappellerai ce que je demandais, en une communication à
l'Académie de médecine qui portait ce titre : *De
quelques mesures très simples protectrices de la santé*

(1) Proportion de décès des nourrissons dans la première
année pour 1000 naissances :

Russie 268-6 ; Berlin (allait. artif.) 265 ; Bavière 250 ; Saxe 247 ;
Wurtemberg 222, Hongrie 210 ; Autriche 209 ; Allemagne (alim.
ordin.) 204 ; Berlin (Août) 204, Berlin (février) 144, 5 ; Australie 200 ; Roumanie 197 ; Prusse 194 ; Italie 172 ; États-Unis
d'Amérique 160 : Berlin (alim. au sein) 158 ; Grande-Bretagne
158 ; Belgique 142 ; Hollande 135 ; France 135 ; Suisse 135 ;
Japon 132 : Danemark 115 ; Amérique du Sud (Uruguay) 108 ;
Suède 104.

de la race; je demandais « qu'en toute mairie, à toute
personne venant faire la déclaration de naissance
d'un enfant, on donnât pour qu'elles fussent remises
à la mère ou à la nourrice ou à l'une et l'autre, des
instructions rédigées par l'Académie sur l'hygiène
et l'alimentation des nouveau-nés. »

C'est bien par ignorance, en effet, ce n'est certes
pas dans des intentions d'infanticides, que tant de
mères par exemple donnent à leurs enfants en bas
âge, des soupes, de l'eau-de-vie ou de l'absinthe,
qui presque toujours les tuent.

Ce que je demandais (et j'ai été assez heureux
pour l'obtenir au moins du Conseil municipal de
Paris), avait été, paraît-il, essayé déjà par le maire
d'un village bourguignon, M. Morel de Villiers. Ses
instructions sont certainement parmi les meilleures
rédigées jusqu'ici sur l'alimentation et l'hygiène du
nouveau-né, et je voudrais les voir, ou d'autres qui
les vaillent, distribuées partout, et lues et commen-
tées dans les cours supérieurs d'Enseignement ménager. Les résultats qu'il a obtenus dans son petit
village, par la seule diffusion de ses instructions, et
aussi par certaines prescriptions excellentes de son
arrêté municipal pour la protection des enfants du
premier âge, ont fait l'étonnement et l'admiration
de l'Académie de médecine, puisque par ces moyens
si simples la mortalité sur les enfants de 0 à 1 an
pendant une période de 10 années a été en ce village
presque nulle.

Je renvoie donc pour toutes les questions de
l'hygiène parfaite et de l'alimentation de l'enfant
à l'arrêté de M. Morel de Villiers, ou aux brochures,
aux tracts, aux nombreux livres, qui traitent ce sujet,
et aux instructions rédigées enfin par l'Académie de

médecine. Ces instructions, qui seraient peut-être à parfaire encore, devraient être distribuées déjà dans toutes les mairies de France — ce qui serait plus important que les affichages de bien des discours, — mais sans doute n'y sont pas encore.

Oui, la diffusion très large de ces instructions, la diffusion aussi d'instructions semblables par des tracts (1), par des livres, enfin l'action d'œuvres excellentes, protectrices de la première enfance, comme les *Gouttes de lait*, les *Mutualités maternelles*, les *Crèches*, les *Pouponnières* (2), ne peuvent manquer de sauver en France des milliers de vies humaines.

On ne connaît pas assez pour l'alimentation de l'enfant la *décoction de céréales*, si précieuse par ses lécithines ou ses phosphates, et que le Dr Springer recommande d'abord aux enfants, dont la croissance paraît s'opérer en des conditions défectueuses. Il l'emploie aussi comme nourriture complémentaire des femmes enceintes, des nourrices pendant l'allaitement, au moment du sevrage et de la dentition, et chez tous les débiles, rachitiques, lymphathiques, scrofuleux, tuberculeux, convalescents, même au cours de maladies aiguës, la fièvre typhoïde par exemple, où la dénutrition est intense, chez tous ceux en un mot qui ont besoin de phosphates. Cette décoction doit être fraîche, et pour cela préparée tous les jours.

En voici la formule et le mode de préparation :

Blé, orge, avoine, seigle, maïs, son, 2 cuillerées

(1) *Ce que les mères doivent savoir* par Aug. MOLL-WEISS, broch.

(2) Je signalerai la *Pouponnière*, fondée par Mme Charpentier, et dirigée aujourd'hui par Mme Weil-Picard.

à soupe de chaque, dans 3 litres d'eau. Faire bouillir
3 heures. Laisser refroidir. Passer au tamis fin.

« Cette décoction doit remplacer l'eau de l'alimentation, mais elle ne doit pas être absorbée en excès,
sous peine de déterminer la dilatation d'estomac.
C'est une boisson populaire, dont le prix de revient
est très minime et bien au-dessous de celui des autres boissons stimulantes que l'on recommande aux
tuberculeux. Mais, pour que cette médication possède toute son efficacité, il faut le bon fonctionnement des fonctions digestives (1). »

Que de choses seraient à dire encore sur l'alimentation saine, rationnelle, et que je ne dirai pas, parce
que je ne puis tout dire en ce premier livre, que
peut-être doit suivre un autre.

Cependant je tiens à rappeler ou signaler certains
faits, vraiment trop ignorés, et se rattachant à notre
sujet.

Connaît-on le paradoxe étonnant de la nourriture
des soldats ?

La ration du soldat détenu est, dans les prisons
militaires, plus élevée que la ration normale de campagne (2.734 calories pour le soldat prisonnier, et
2.498 pour le soldat à la guerre), et la ration en temps
de paix, fournissant 3.306 calories, est donc plus
forte que cette ration de campagne. Il existe, il est
vrai, une ration forte de campagne avec 170 gr. d'albumine, mais avec trop peu de graisse et d'hydrocarbones, si bien qu'elle ne fournit que 2.153 calories, au lieu de 3.000 et plus, qui pourraient être né-

(1) *De la croissance des enfants prédisposés à la tuberculose,*
par le Dr SPRINGER, broch. Voir aussi ses travaux sur l'*Éner-*
gie de croissance.

cessaires, moins donc que cette ration *normale* de campagne (1).

On a dit des choses excellentes au Congrès d'hygiène alimentaire sur cette alimentation du soldat, et sur celle aussi des marins de la flotte ou du commerce (2).

Là encore les économies sont coûteuses. Les économies qui sont faites sur la nourriture doivent certainement augmenter le nombre des entrées dans les hôpitaux militaires, et elles croissent en effet là où la nourriture n'est pas saine et est insuffisante, diminuant dans le cas contraire.

Le soldat bien nourri agit, se bat mieux, supporte mieux les rudes fatigues de la paix et surtout de la guerre. On ne sera pas étonné d'apprendre que les Japonais, sur ce point aussi, nous pourraient donner des leçons. Minutieux, dit-on, sont les soins que les médecins militaires, les officiers même, ont de leurs hommes en campagne, s'assurant toujours de la salubrité des campements, de la pureté des eaux, s'occupant de leur nourriture (3).

Dans un article de la *Revue* du 15 mars 1907,

(1) Voir la *Note sur l'alimentation dans l'Armée*, par le Capitaine Perrier, au Congrès d'hygiène alimentaire. M. le Cap. Perrier dit que les deux plus grands défauts de l'alimentation actuelle sont : la qualité inférieure des denrées et l'insuffisante préparation des aliments.

Voir aussi dans le *Caducée*, 1904, un article de M. Granjux sur l'*Ordinaire du Soldat*.

(2) Voir le rapport de M. le Dr Langlois, Prof. agrégé de la Faculté de Médecine de Paris.

(3) La guerre russo-japonaise a démontré le bon fonctionnement des *cuisines roulantes de campagne*, qui adoptées par les Russes, étaient établies pour un effectif de 100 à 135 rationnaires, donnaient à toute heure des aliments chauds et suivaient les hommes jusqu'aux avant-postes ; c'est grâce à elles peut-être que l'état sanitaire de l'armée russe s'est soutenu

Mme Moll-Weiss, montrant combien est encore peu rationnelle et saine l'alimentation à la caserne, indique certaines des réformes à obtenir, pour qu'elle soit meilleure, sans coûter davantage (c'est-à-dire par jour 0 fr. 75 pour chaque homme, ce qui paraît suffisant).

« Il faut arriver à ce que les denrées soient de bonne qualité, ne soient pas fraudées, et soient employées avec économie et intelligence. Pas de farine trop mouillée pour peser plus lourd, ce qui fait du pain moins cuit et indigeste, pas de lard de mauvaise qualité, que l'on dissimule par un excès de sel, pas de « graisse normande », horrible mélange de suif de bœuf, de suif de mouton de 2ᵉ ou de 3ᵉ qualité, et qu'on est obligé, pour en masquer le goût d'assaisonner largement de poivre et de condiments de toutes sortes. » Là encore, c'est l'ignorance qui fait une partie du mal, ignorance du caporal de planton commandé aux cuisines, ignorance du caporal d'ordinaire commandé à la surveillance des cuisiniers, ignorance et souvent indifférence des officiers devant ces questions, « et cependant on se préoccupe du fonctionnement du fusil, on étudie l'alimentation du cheval, et on la modifie selon sa taille et selon le travail qu'il fournit.

« Comment former des cuisiniers pour régiments, comment former des caporaux capables de reconnaître les substances premières qui leur sont soumises ? On s'en inquiète en Angleterre, en Hollande, en Suède ; en France nous n'avons guère jusqu'ici que l'essai de cours de cuisine régimentaire fait avec le

toujours assez bon. Les Japonais se sont empressés de les avoir aussi. Elles sont adoptées par l'armée allemande, et sans doute le seront par la nôtre.

le désintéressement plus complet par M. Bonton, à Bordeaux.

« Le mieux, ce serait que tous les soldats apprissent à préparer quelques aliments simples, et, pour cela encore, il serait nécessaire qu'en toutes nos écoles primaires de garçons l'Enseignement ménager pénétrât et que l'on joignît aux notions d'hygiène alimentaire que l'on projette de leur donner, des notions claires, nettes, pratiques, sur la préparation de quelques mets simples et fondamentaux. »

« Ainsi préparé dès l'enfance, il suffirait au jeune soldat de quelques exercices de cuisine, de quelques données théoriques renfermées en un manuel, pour qu'il ne se trouvât pas désemparé en temps de guerre et peut-être fût mieux nourri en temps de paix (1). »

On est étonné de voir l'amélioration qu'ont obtenue dans la nourriture de leurs hommes et dans sa variété, des officiers comme M. le lieutenant Fabre, qui ont bien voulu y donner leurs soins.

Pitoyable aussi le matériel et déplorable aussi le gaspillage de temps et d'argent. Sait-on que les assiettes sont le plus souvent lavées à l'eau froide, c'est-à-dire mal lavées ?

« Un dernier mot de Mme Moll-Weiss, et très juste :

« Tant que la nourriture ne sera pas pour tous également bonne, tant que le soldat verra des camarades plus riches préférer au repas de la salle commune le repas à la cantine ou au restaurant, il n'aura qu'un objectif, manger à la cantine et au res- taurant. Il faut donc que l'alimentation à la caserne devienne, sous tous les rapports : ration, préparation, propreté, ce

(1) Voir : *La cuisine du jeune soldat*, par Mme MOLL-WEISS.

qu'elle doit être, afin que *tous*, sans distinction, y trouvent l'aliment nécessaire auquel ils ont droit. Le jour où ces réformes auront eu lieu, un règlement pourra défendre absolument à tous les hommes de prendre leurs repas ailleurs qu'à la caserne ; et de ce jour seulement l'armée donnera au pays la noble leçon d'égalité et de fraternité qu'elle doit donner, devenant mieux qu'aujourd'hui encore la grande éducatrice sociale (1). »

En terminant ce chapitre, à la fois trop long et trop court, je signalerai un petit *tract* que le ministre de l'Agriculture en Belgique (ce pays depuis longtemps nous donne ainsi bien des leçons) a fait rédiger sur l'*alimentation du cultivateur*, et qui, gratuitement et à profusion, est distribué dans les campagnes. J'en détacherai ces très bons conseils, et j'inviterai notre ministre de l'Agriculture ou tout autre à faire rédiger aussi pour l'ouvrier de nos campagnes et de nos villes des brochures semblables, qui les renseigneraient sur l'art et la science de l'alimentation saine, rationnelle, à bon marché, et prépareraient, hâteraient l'avènement de cette révolution hygiénique et économique rêvée par nous, en attendant que les classes bourgeoises sachent profiter elles-mêmes d'instructions analogues.

Ce *tract* fait observer d'abord « que l'alimentation rationnelle des animaux domestiques progresse tous les jours, alors qu'en alimentation humaine les traditions, les préjugés, les habitudes mauvaises prédominent encore » (2).

______

(1) A signaler aussi dans le sens de ces réformes : *Les cuisiniers militaires*, du médecin major DROUINEAU.

(2) Et l'on pourrait dire la même chose, et je l'ai déjà sou-

Après ce rapprochement suggestif, voici le régime proposé aux cultivateurs :

« Le cultivateur, au moment des forts travaux, ne saurait se contenter des trois repas qui suffisent amplement aux personnes menant une vie sédentaire.

« Le *matin*, avant de se rendre au travail, il prendra un premier déjeuner sommaire, consistant en café au lait, pain et saindoux. Au premier repas, une boisson chaude est plus utile que la bière froide, et le pain de froment mieux supporté que le pain noir.

« Ce premier déjeuner, dont le menu doit peu varier, ne doit pas être très abondant. Le repos de la nuit ayant diminué considérablement la décomposition des matières ternaires, le besoin de nourriture est généralement faible au commencement de la journée. Par contre, après quelques heures de travail, les combustions organiques augmentent d'une façon intense et la sensation de la faim se fait bientôt vivement sentir. Aussi est-ce avec raison que nos cultivateurs attachent plus d'importance au second déjeuner qu'au premier.

« Le *second déjeuner* se prendra de 8 heures à 8 h. 1|2. Il se composera essentiellement de pain avec addition de lard, de fromage, de saucisson, de boudin, etc. Comme boisson, du café au lait ou une bière légère.

« Le *dîner*. — Il est rationnel que le cultivateur prenne son repas principal au milieu de la journée, c'est-à-dire au moment où le travail a provoqué une

vent dite, à propos de la procréation : nous soignons beaucoup mieux la vie et la genèse de nos bêtes que la genèse et la vie de l'homme.

dénutrition intense, et où l'organisme réclame, par conséquent, une réintégration importante de matériaux nutritifs, pour permettre la continuation du labeur pendant une nouvelle période aussi longue que la première.

« Le repas de midi doit apporter 50 0/0 de l'albumine nécessaire pour une journée, soit de 50 à 80 grammes.

« Voici trois exemples de menus économiques qui satisfont à cette exigence :

I

REPAS DE MIDI : 50 A 80 GRAMMES D'ALBUMINE

Lait battu	300	grammes
Lard	150	—
Choux	200	—
Pommes de terre	400	—
Pain . . . . . . a	100	—

II

Viande de porc	150	—
Haricots	125	—
Pommes de terre	450	—
Pain	100	—

III

Petits pois secs (préparés en purée).	175	grammes
Viande bouillie	100	—
Pommes de terre	300	—
Carottes	300	—
Pain	75	—

« Le *goûter*, pris vers 4 heures, aura sensiblement la même composition que le premier déjeuner.

« Le *souper* doit couvrir environ 30 0/0 du besoin en matières protéiques. Il doit donc renfermer de 30 à 35 grammes de ces substances.

« Le souper de nos cultivateurs se compose souvent de soupe au lait, de pommes de terre et de pain. Un tel repas est rationnel : il est substantiel, réparateur et facilement digestible.

« Par contre un souper composé exclusivement de pommes de terre ou de pommes de terre et de légumes verts (salades diverses) est insuffisant pour fournir les matériaux de réserve nécessaires pour le lendemain.

« Aux époques des grands travaux, la somme d'énergie dépensée par le travailleur agricole dépasse notablement la moyenne. Pour soutenir ce travail, il est indispensable d'augmenter la ration proportionnellement à l'énergie dépensée.

« Cette augmentation ne pourra toutefois porter qu'en petite partie sur les hydrates de carbone. Élever la quantité de substances végétales (sauf par les légumineuses) aboutirait à accroître outre mesure le volume de la ration et serait moins favorable à la puissance du travail.

« On doit donc choisir de préférence des aliments d'origine animale, afin de fournir ainsi le supplément nécessaire. Le lard, la viande de porc, le saindoux, le fromage, le lait et les graines de légumineuses sont tout indiqués dans ce cas. Ce sont des produits obtenus à la ferme à un prix relativement faible, et supportés aisément par ceux qui se livrent à un travail fatigant.

« Comme stimulant, on prendra du café (1). »

(1) Voir l'*Alimentation des cultivateurs et travailleurs agricoles en Belgique*, par le professeur LONAY. Congrès d'hygiène alimentaire.

CHAPITRE XIV

COMMENT SE NOURRISSENT L'OUVRIER L'OUVRIÈRE OU LES EMPLOYÉS PARISIENS L'ENQUÊTE DE M. LE PROFESSEUR LANDOUZY.

On connaît, du professeur Landouzy et de MM. Henri et Marcel Labbé, cette belle étude : *Enquête sur l'alimentation d'une centaine d'ouvriers et d'employés parisiens, ce qu'elle est : irraisonnée, insuffisante, insalubre, dispendieuse, ce qu'elle pourrait être : rationnelle, suffisante, salubre, économique* (1). Ce travail présenté au Congrès international de la tuberculose me semble un grand fait social. Il rappelle ces enquêtes d'autrefois, navrantes également, sur les logements pauvres, nuisibles, et qui ont précédé et provoqué le mouvement, auquel nous assistons encore, de la transformation du logis insalubre en logis salubre, aéré, clair, ensoleillé, agréable.

Il suffit parfois, pour qu'une question soit résolue, qu'elle soit nettement posée : celle-ci l'est enfin; et c'est la question que je viens poser moi-même et

(1) Paris, 1906.

tenter de résoudre en ce travail, annoncé, préparé depuis des années, et qui est la suite nécessaire de mon étude sur les *Habitations à bon marché*. Sa publication est en retard. Je suis heureux aujourd'hui que le travail du professeur Landouzy ait précédé le mien, dans l'intérêt des idées qui nous sont communes : elles auront eu cette bonne fortune d'avoir été présentées par ce maître d'abord, nul ne les pouvant soutenir avec plus d'éloquence, avec une autorité plus scientifique et plus haute.

Cette enquête est désolante, comme toutes les enquêtes semblables qui ont été faites, celle du Dr Letulle, celle du Dr Cornet, auxquelles il deviendrait inutile d'ajouter la nôtre.

Voici, présenté par le Dr Cornet (1), le budget d'une journée trouvé dans les poches d'un couvreur, mort à l'hôpital des suites d'une fracture du crâne :

3 gouttes, 0,30 ; café, eau-de-vie, 0,55 ; 2 absinthes, 0,50 ; 2 amers Picon, 0,50 ; 1 madère, 0,40 ; omelette, pain, fromage, 1 fr. 10 ; boisson, café, eau-de-vie, 0,75 ; 2 absinthes, 2 verres, 1 fr. 20 (2).

L'enquête va nous montrer l'ouvrier, l'ouvrière, la *midinette* toute jeune encore, ne mangeant pas assez, se nourrissant mal, et dépensant trop pour se nourrir mal et ne pas se nourrir assez, et souvent préparant ainsi leur misère physiologique, leur maladie, leur mort. Ignorance chez eux, igno-

(1) Docteur Cornet : *Assistance alimentaire publique*. Communication au Congrès de l'Alimentation.

(2) Et quand on sait à quelle sobriété, en tout et toujours, se condamnent les acrobates, qui chaque jour risquent leur vie, et savent que le moindre faux pas, la moindre imprécision de leur synergie musculaire peut causer leur mort, on peut se demander si la catastrophe finale pour ces malheureux n'a pas été causée par l'alcool encore, l'alcool sans cesse et de toutes façons meurtrier ?

rance sans doute, mais les suites en sont si graves, qu'il importe d'y mettre fin, et comment déjà ne l'a-t-on pas tenté?

Lourde est la dépense de la nourriture pour l'ouvrier et l'employé parisiens, nous montre M. Landouzy, puisqu'elle atteint presque toujours la moitié du salaire et la dépasse souvent.

Les hommes interrogés par lui consacraient en moyenne à leur alimentation substantielle 1 fr. 14 par jour, ce qui était trop peu, étant donné ce qu'ils mangeaient, et ils consacraient 1 fr. 24, en moyenne, à boire, ce qui était trop.

Ainsi alimentation insuffisante, irrationnelle, malsaine le plus souvent, ainsi trop de boissons alcooliques et pas assez de nourriture.

Les femmes, qui ont un salaire moindre, de moitié en général, ne faisaient une dépense moyenne que de 0,24 en boissons, et de 0, 92 en nourriture; mais étant donné ce salaire inférieur de moitié, elles aussi dépensaient trop, sans que leur nourriture non plus fût ce qu'elle devait être, saine, suffisante, rationnelle.

La moitié des ouvriers ne prenaient rien le matin, du moins rien de solide, et remplaçaient la nourriture, qui avant le travail est nécessaire, par des consommations chez le marchand de vin, des petits verres, c'est-à-dire par des excitants et des poisons.

Chez les femmes, c'était un peu moins de la moitié qui le matin non plus ne se nourrissaient pas; mais très peu buvaient le vin blanc ou les petits verres du marchand de vin.

J'ai dit ailleurs l'utilité, la nécessité des boissons chaudes, des soupes ou des nervins, café, chocolat, thé, avant que la machine ne se mette en marche, et l'importance qu'il y aurait donc à avoir, dans Paris comme à Berlin, des cuisines volantes, en route de très bonne heure, ou encore aux portes des usines ou ateliers, ces cantines, comme en ont établies certains industriels.

Le repas de midi est pour les ouvrières le plus fort, et comme il est pour elles le seul ou à peu près qui compte, il faudrait qu'elles le trouvassent à proximité de l'atelier ou de l'usine, soit en des restaurants pour dames seules, soit en des restaurants populaires, qui leur fourniraient des nourritures très saines à des prix modiques.

Trop rarement les ouvriers ou ouvrières ont un repas et un goûter dans l'après-midi : cette habitude serait à prendre.

Beaucoup d'ouvrières, le soir, ne mangent presque rien, soit par lassitude et manque d'appétit, quand elles sont rentrées, soit par la nécessité de travailler le soir dans certains ateliers.

« Ainsi, d'après l'enquête de l'hôpital Laënnec, faite sur des travailleurs, hommes ou femmes, mais plus ou moins déjà touchés par la maladie, l'alimentation qu'ils prenaient était insuffisante en qualité comme en quantité.

« D'après les prix moyens à Paris des denrées alimentaires au détail (et le D#r Landouzy en donne des tableaux), on trouve que pour réaliser l'alimentation solide, suffisante, d'un ouvrier fournissant un travail moyen, il faudrait arriver à une dépense de 2 francs au moins, la nourriture étant prise moitié à la maison, moitié au restaurant, condition qui augmente d'une façon sensible les prix des repas.

« Or, hommes et femmes, ne dépensant que 1 franc en moyenne pour leur alimentation substantielle, la somme est relativement insuffisante. Nous parlons ici, bien entendu, d'une nourriture usuelle, conforme aux goûts du plus grand nombre, telle qu'on la trouve chez le marchand de vins-restaurateur, où la plupart des travailleurs prennent habituellement leurs repas.

« Dans les conditions économiques et sociales actuelles, les remèdes à ces défauts ne manqueraient cependant pas. » Et dans la suite de cette étude, j'en indiquerai dont le Dr Landouzy n'a pas parlé.

« Pour les hommes qui souffrent plutôt d'une insuffisance quantitative d'aliments substantiels, parce qu'ils donnent trop aux boissons, le remède évidemment consisterait dans la suppression radicale des apéritifs ou petits verres et dans la restriction de la consommation du vin. »

Ils mangeraient davantage et mieux, en effet, avec une partie de l'argent employé à boire.

« Chez les femmes, le mal par défaut pourrait être atténué en supprimant l'irrationnalité et parfois la bizarrerie de leur alimentation. Les salades indigestes, les crudités coûteuses et qui ne nourrissent pas, forment trop souvent le fond et non l'accessoire des repas féminins, et l'on ne saurait donc trop recommander aux ouvrières d'avoir une alimentation tout autre. »

Les hommes (80 0/0) mangent heureusement beaucoup de pain ; les femmes n'en mangent pas assez (69,5 0/0).

Les hommes mangent peu de légumes frais, les femmes, proportionnellement, en mangent trop, les légumes frais étant chers, et ne nourrissant pas assez.

Les légumes secs sont par les hommes et les femmes trop dédaignés; ils ignorent qu'ils sont en azote souvent aussi riches que la viande et plus riches qu'elle en calories, et qu'ils peuvent, étant moins chers, souvent remplacer la viande.

Même observation pour les pâtes alimentaires, pâtes, semoules, macaronis, nouilles, etc, dont ils ignorent aussi les richesses en calories, donc en énergie, et qui ont ce mérite encore d'être des aliments peu coûteux.

« Plus des 3/4 des hommes prennent régulièrement de la soupe; chez les femmes, la proportion est un peu moins des 2/3. Grande est sa valeur nutritive, si on sait l'enrichir de substances qui, à bon marché, sont riches en calories et même en substances protéiques, comme les légumineuses, le pain, le fromage; » même observation aussi pour les gâteaux, biscuits, pâtisseries de ménage et entremets sucrés; toutes ces douceurs sont méprisées en général de la population ouvrière, et là elle se trompe encore; car ces substances sont par le beurre, la graisse, le sucre, la farine qu'elles contiennent, très riches en calories. Par exemple les biscuits, qui ne coûtent que 0,80 la livre, ont, d'après Atwater, une valeur énergétique d'environ 2.100 calories, et une livre d'aloyau, coûtant plns de 1 fr. 50, n'en donne que 1.050 seulement.

Le sucre en effet n'est pas par le peuple regardé comme un aliment; peu d'ouvriers, peu d'ouvrières en consomment; il gâte, d'après eux, les 'dents et l'estomac, et cependant l'une des déclarations scientifiques les plus importantes de notre temps a été celle du Professeur Chauveau, établissant que le sucre, aliment énergétique par excellence et presque immédiatement utilisable, devait entrer à haute dose dans la ration de l'homme travaillant de ses muscles.

6 à 8 morceaux, c'est-à-dire 40 à 60 grammes de sucre par jour, — le morceau de sucre pesant 7 grammes — peuvent être la consommation minimum d'un travailleur, et, pour lui, peuvent remplacer en partie l'alcool, et celui du vin ou de la bière, plus coûteux.

Même observation à faire encore pour le chocolat, pour certaines confiseries, pour les confitures.

Mais le Professeur Landouzy, en recommandant très justement les gâteaux, ne fait pas entre eux assez de différences. Je condamnerais plutôt les gâteaux à la crème, qui s'aigrissent, s'altèrent facilement, causent des indispositions souvent.

Au contraire, la viande, par un préjugé qui est général, la viande qui est l'un des aliments les plus chers, est par l'ouvrier surtout, un peu moins par l'ouvrière, celui qui est le plus recherché. C'est à son achat que l'ouvrier consacre 60 0/0 environ de l'argent dépensé par lui pour sa nourriture. Or, s'il a pour 0 fr. 75, 200 grammes environ de viande consommée mi-partie à la maison, mi-partie chez le restaurateur, ces 200 grammes ne donnent guère que 30 grammes d'albumine, et ces 30 gr. d'albumine au point de vue des calories n'en donnent que 108 environ.

J'ajouterai cependant qu'il n'y a pas que les calories qui soient demandées à la viande, il y a l'albumine aussi. Mais du pain, des légumes, du lait, et des produits du lait, pourraient compléter la quantité d'albumine nécessaire, valant tout autant que la viande au point de vue alimentaire et coûtant moins.

Le lait est justement en faveur auprès de l'ouvrier comme de l'ouvrière, le café aussi.

Le vin rouge est la grande boisson de l'ouvrier : mais c'est encore un aliment coûteux. Je suis de ceux qui ne craindront pas de lui en recommander l'usage, pourvu qu'il reste modéré.

La bière est une excellente boisson et un aliment mais elle est trop chère en France. Généralement du reste, elle n'est pour l'ouvrier qu'une boisson supplémentaire et non sa boisson ordinaire.

Il est donc mieux que l'ouvrier français boive des vins de France, mais aux conditions que j'ai dites.

D'après l'enquête, 71 0/0 des hommes absorbaient des apéritifs, et 60 0/0 des liqueurs; peu de femmes en prenaient.

Le Professeur Landouzy recommande bien entendu la suppression absolue des apéritifs et des liqueurs; mais pour celles-ci, il permettrait, à petites doses, quelques-unes d'entre elles, renfermant peu d'alcool, une minime quantité d'essences, et beaucoup de sucre.

Je ne puis prolonger, si intéressante qu'elle soit, l'analyse de cette brochure ; j'y renvoie le lecteur pour tous les renseignements très précieux encore, qu'elle renferme, et pour la confection intéressante de divers menus, que le Professeur Landouzy établit (1).

Mais je lui emprunterai ces tableaux qui résument quelque peu et éclairent si bien son travail, et que l'on ne saurait vraiment assez faire connaître et répandre.

(1) Voir aussi les *Conseils aux Septuagénaires assistés* par le Prof. Landouzy. En leur enseignant ce qui les nourrit le mieux, et au meilleur marché possible, il rend quelque valeur à ce secours, qui semble illusoire, de 0 fr. 50 environ pour leur nourriture quotidienne.

Ouvriers, ouvrières et employés parisiens. — Fautes contre l'hygiène alimentaire. — Règles de l'alimentation rationnelle. — Types de repas salubres et économiques.

1re Catégorie : OUVRIERS EXÉCUTANT DES TRAVAUX DE FORCE (charpentiers, terrassiers, débardeurs, forts de la halle, ouvriers du fer, etc.)

EXEMPLE D'ALIMENTATION DÉFECTUEUSE

d'un ouvrier de cette catégorie. (V. L..., 37 ans, maréchal ferrant.)
Pas de repas avant le travail, commencé à 5 heures du matin.

HEURES des repas	ALIMENTS					
	PAIN	VIANDE	SOUPE	LÉG.	SUCRE	BOISSONS, ALCOOL
8h.1/2 matin	150 gr.	»	»	»	»	1/2 litre vin rouge.
11 h. matin .	»	»	»	»	»	2 absinthes.
12 h. matin .	150 gr.	100 gr.	»	120 gr.	»	1/3 lit. vin rouge, café avec eau-de-vie et rincettes.
6h. 1/2 soir.	»	»	»	»	»	1 absinthe.
7h. soir. . .	100 gr.	100 gr.	1/3 de l.	70 gr.	»	3/4 litre vin rouge.
Soirée . . .	»	»	»	»	»	1 litre vin rouge,
TOTAUX .	400 gr.	200 gr.	1/3 de l.	190 gr.	»	3 litr. vin rouge + 150 cc. d'absinthe + 40 cc. d'alcool a 50°

4.600 calories pour 4 fr. 50.

FAUTES CONTRE L'HYGIÈNE ALIMENTAIRE

commises généralement par ces travailleurs.

Pas de repas avant le travail du matin

MANGENT TROP de   Viande

NE MANGENT PAS ASSEZ de . . . . . { Légumes / Pâtes alimentaires. / Féculents. / Sucre.

BOIVENT . . . . { Beaucoup trop de boissons alcooliques de toutes sortes.

L'ALIMENTATION JOURNALIÈRE DOIT FOURNIR

à un ouvrier (de taille moyenne et pesant 75 kil.) appartenant à cette catégorie

48 calories par kilogr. de poids, soit 3.600 calories.

Les mets divers composant cette ration doivent contenir :

Hydrates de carbone. 525

Graisses 68

Albumines 100

Alcool. 80

EXEMPLE D'UN MENU

pour l'alimentation journalière (à Paris) salubre et économique d'un ouvrier de cette catégorie.

Aliments	Poids	Prix
Pain	520	0.18
Viande	200	0.50
Légumes frais. . .	200	0.55
Pommes de terre .	500	0.08
ou Légumes secs .	150	
Sucre.	80	0.06
Lait.	300	0.09
Beurre	40	0.12
Fromage	40	0.10
Riz.	30	0,02
Fruits.	200	0.10
Vin	1 litre	0.40
Café	1 tasse	0,08

CE MENU COUTE . . . 1 fr. 78

2ᵉ Catégorie : OUVRIERS EXÉCUTANT UN TRAVAIL MODÉRÉ
(Ouvriers d'usines ou d'ateliers mécaniques, menuisiers, serruriers, etc.)

EXEMPLE D'ALIMENTATION DÉFECTUEUSE

d'un ouvrier de cette catégorie. (G..., 45 ans, ouvrier chapelier).

Pas de repas avant le travail commencé à 7 heures du matin.

HEURES des repas	ALIMENTS					
	PAIN	VIANDE	SOUPE	LÉG.	SUCRE	BOISSONS, ALCOOL
9h.1/2 matin	100gr.	25 gr.	»	»	»	1/4 litre de vin.
12 h. matin .	150gr.	100 gr.		»	7 gr.	1/2 l. de vin, café avec pet. verres.
7h. 1/2 soir.	150gr.	100 gr.	1 l de l.	»	"	1/4 litre de vin.
TOTAUX. .	400gr.	225 gr.	1 l de l.	»	7 gr.	1 l. de vin — 50 cc. d'alcool à 50°.

2.406 calories pour pour 2 fr. 25.

FAUTES CONTRE L'HYGIÈNE ALIMENTAIRE

commises généralement par ces travailleurs.

Pas de repas avant le travail du matin.

MANGENT TROP de   Viande

NE MANGENT PAS ASSEZ de . . . . .
- Féculents.
- Pâtes alimentaires.
- Soupes.
- Légumes.
- Sucre.
- Mets sucrés.

BOIVENT TROP de   Boissons alcooliques et surtout de vin.

L'ALIMENTATION JOURNALIÈRE DOIT FOURNIR

à un ouvrier de taille moyenne et pesant 65 k. appart. à un de ces corps de métiers:

40 calories par kilogr. de poids, soit 2.600 calories.

Les mets divers composant cette ration doivent contenir :

Hydrates de carbone. 382

Graisses 43

Albumines. 85

Alcool 52

EXEMPLE D'UN MENU

pour l'alimentation journalière (à Paris) salubre et économique d'un ouvrier de cette catégorie.

Aliments	Poids	Prix
Pain	470	0,165
Viande	150	0.30
Légumes frais . .	100	0.015
Pommes de terre .	300)	0.05
ou Légumes secs .	80)	
Sucre.	37	0.28
Lait	250	0.075
Beurre . (Hollande) .	25	0.075
Fromage (Gruyere) .	20	0.018
Riz.	15	0.01
Fruits.	100	0.05
Vin.	3/4 de l.	0.30
Café	1 tase	0.08

CE MENU COUTE . . 1 fr. 196

3ᵉ Catégorie : EMPLOYÉS SÉDENTAIRES
(Commis d'administration, employés de magasin, garçons de bureau.)

EXEMPLE D'ALIMENTATION DÉFECTUEUSE
d'un employé de cette catégorie.
(M..., 39 ans, employé dans un magasin de nouveautés.)

HEURES des repas	_ALIMENTS_					
	PAIN	VIANDE ET ŒUFS	SOUPE	LÉG.	SUCRE CHOC.	BOISSONS ALCOOL.
7h. du matin.	50gr.	»	»	»	25 gr.	»
11h. 1/2 mat.	200gr.	140 gr.	»	»	15 gr.	1 amer, 1/3 l. vin rouge — 1 café avec petit verre.
4 h. soir . .	»	150 gr.	»	»	»	»
8 h. soir . .	200gr.	220 gr.	1/3 de l.	80gr. de pâtes	»	1 amer. 1 3 l. vin rouge — 1 verre liqueur.
TOTAUX .	450gr.	510 gr.	1/3 de l.	80gr.	40 gr.	2/3 litre vin rouge — 80cc d'alcool à 50°.

3.200 calories pour 3 fr. 20

FAUTES CONTRE L'HYGIÈNE ALIMENTAIRE
commises généralement par ces travailleurs

MANGENT TROP de . . . . . { Tout principalement.
{ Viande et albumine.

NE MANGENT PAS ASSEZ de { Légumes frais.
{ Plats sucrés.

BOIVENT TROP de. . . . . . { Apéritifs.
{ Liqueurs.

NE BOIVENT PAS ASSEZ . . d'Eau pure.

L'ALIMENTATION JOURNALIÈRE DOIT FOURNIR

à un employé (de taille moyenne et pesant 60 kil.) appart. à une de ces professions :

35 calories par kilogr. de poids, soit 2100 calories.

Les mets divers composant cette ration doivent contenir.

Hydrates de carbone   309

Graisses.   38

Albumines   71

Alcool.   49

EXEMPLE D'UN MENU

pour l'alimentation journalière à Paris, salubre et économique d'un employé de cette catégorie.

Aliments	Poids	Prix
Pain	370	0.13
Viande	150	0.30
Légumes frais . .	100	0.15
Pommes de terre .	202 }	0.05
ou Légumes secs .	60 }	
Sucre.	37	0.28
Lait.	250	0.075
Beurre	25	0.075
Riz.	15	0.01
Fruits.	100	0.05
Vin	1/2 l.	0.20
Café	1 tasse	0.08
CE MENU COUTE :. .		1 fr. 013

4ᵉ Catégorie : OUVRIÈRES PARISIENNES ET EMPLOYÉES
(Couturières, modistes, midinettes, employées d'administration, etc.)

EXEMPLE D'ALIMENTATION DÉFECTUEUSE

d'une ouvrière ou employée de cette catégorie.
(L. C..., 16 ans 1/2, plumassiere.)
Pas de repas avant le travail

HEURES des repas	ALIMENTS						
	PAIN	VIANDE	SOUPE	LÉG.	CRUD.	SUCRE	BOISSONS ALCOOLIQUES
12 h. matin.	125gr.	35 gr.	»	80 gr. radis ou salade	15 gr. cornich. vinaigre.	»	1/8 de litre vin rouge.
8 h. soir . .	125gr.	35 gr.	»	»	»	»	1/8 de litre vin rouge.
TOTAUX . .	250gr.	70 gr.	»	80 gr.	15 gr.	»	1/4 de litre vin rouge.

1.400 calories pour 0 fr. 80.

FAUTES CONTRE L'HYGIÈNE ALIMENTAIRE

Commises généralement par ces ouvrières ou employées.

Pas de repas avant le travail du matin ou repas négligé.

MANGENT TROP de. . . . . } Aliments peu nourrissants ou de Condiments.

(Salades, Radis. Vinaigrettes, Cornichons, Crudités, Fruits de mauvaise qualité.)

NE MANGENT PAS ASSEZ .   Tout en général.

(Pain, Viande, Féculents, Pâtes, Soupes, Mets sucrés.)

L'ALIMENTATION JOURNALIÈRE DOIT FOURNIR

à une ouvrière (de taille moyenne et pesant 55 kil.) appart. à une de ces prof. actives.

38 calories par kilogr. de poids, soit 2.090 calories.

Les mets divers composant cette ration doivent contenir :

Hydrates de carbone. 338

Graisses. 41

Albumines. 69

Alcool. 27

EXEMPLE D'UN MENU

pour l'alimentation journalière (à Paris) salubre et économique d'une ouvrière de cette catégorie.

Aliments	Poids	Prix
Pain.	370	0.13
Viande.	125	0.25
Légumes frais . . .	206	0.05
Pommes de terre. .	300 }	0.05
ou Légumes secs. .	80 }	
Sucre	40	0.03
Lait	250	0.07
Beurre.	30	0.09
Riz	15	0.01
Fruits	100	0.05
Vin	1/3 de l.	0.14
Café	1 tasse.	0.08
CE MENU COUTE : . .		0 fr. 95

Le prix des menus journaliers est calculé, les aliments étant achetés et préparés chez l'ouvrier; ces mêmes menus pris chez le restaurateur doivent être majorés de 30 0/0 au moins.

On a adressé quelques reproches à ce travail, à ces tableaux, à ces menus. On a observé d'abord que cette enquête ne portait que sur des malades, que beaucoup d'ouvriers parisiens étaient sains, robustes, ce qui ferait supposer que leur alimentation était moins irrationnelle, moins insuffisante, moins malsaine qu'on ne le pensait, et que la cuisine était assez bonne chez beaucoup de petits restaurateurs, et de marchands de vins.

Il n'en est pas moins vrai que l'ouvrier dépense une trop grande part de son salaire pour une nourriture plutôt irrationnelle, et qu'il boit trop aussi, même quand il mange assez.

Des ouvriers ont répondu encore à MM. Landouzy et Labbé que les chiffres donnés par eux, comme prix de ces repas rationnels et à bon marché, n'avaient rien de réel. Enfin, disaient-ils, aucun ouvrier ne fait et ne peut faire 5 repas par jour.

Dans un article du *Matin* M. Urbain Gohier dit justement :

« Pour 1 fr. 35, le professeur Landouzy croit qu'on peut se faire servir deux côtelettes, une grande assiétée de pommes de terre, du beurre, du riz au lait, du pain, du vin, du café noir, du sucre! Il n'y a pas de restaurant, aussi bon marché qu'il soit, où ce repas ne coûte 2 francs au moins.

« Pour le repas du soir, à la maison, il ne coûterait que 0 fr. 55. Cela n'est pas raisonnable. Et la femme de l'ouvrier, qui travaille aussi, rentre tard comme son mari. Elle n'a pas le loisir de mettre le pot au feu, ni de surveiller des légumes ou du riz pendant des heures. On improvise un repas rapide, avec de la charcuterie, repas qui coûte cher et ne vaut rien.

« Il est exact que beaucoup d'ouvriers et employés ne dépensent pas plus de 1 fr. 25 à 1 fr. 35 pour le repas de midi, pris au restaurant. Mais ils n'ont pas la nourriture que prévoit le savant physiologiste. Ils mangent juste le minimum pour attendre le repas du soir, afin d'écorner leur salaire le moins possible. C'est le soir, à la maison, qu'on fait le plus gros repas. Mais on le fait dans de mauvaises conditions, parce que l'heure est tardive, les aliments mal préparés ; et il coûte donc beaucoup plus de 0 fr. 40 et de 0 fr. 55 !

« En vérité, la vie serait trop facile, et les ouvriers ne se plaindraient pas, s'ils achetaient leurs calories au prix que l'on imagine. L'alcoolisme aussi ne ferait pas tant de ravages, parce qu'on ne verrait pas les travailleurs, insuffisamment nourris, absorber des poisons, pour exciter leurs nerfs et donner un coup de collier. Ils le paient ensuite ; ils le paient cher. Mais si leurs forces étaient entretenues par une bonne alimentation, ils ne seraient pas ainsi obligés de boire (1). »

MM. Landouzy et Labbé ont-ils répondu? Je

(1) M. U. Gohier ajoute à son article le tableau bien intéressant et qu'il importe grandement de connaître en effet, du salaire moyen réel, et des journées de travail pour chaque métier à Paris et en province. Mais j'observerai que lorsqu'on établit le budget de l'ouvrier on ne doit pas le baser sur le taux du salaire journalier, on doit le baser sur les produits de l'année. L'ouvrier peut n'avoir en effet que 300 jours de travail environ, et il a 365 jours de passif alimentaire. Il est même possible qu'il ait encore des jours de maladie et de chômage. Mais il est des pays où pour le chômage et la maladie le

l'ignore; voici ce que je répondrais pour eux. C'est vrai, tout cela coûte plus cher à l'ouvrier, bien que ces prix soient réels; mais c'est que dans les petits restaurants et les cabarets où il mange, les prix sont forcément majorés; c'est aussi que trop souvent en effet, il ne peut manger chez lui : c'est que la femme de l'ouvrier ou l'ouvrière ne peuvent que difficilement s'occuper de la cuisine, ou, si elles la font, la font mal, et qu'elles paient à un prix trop majoré encore ce qu'elles prennent chez les intermédiaires, les marchands du quartier. Qu'en conclure ? La nécessité de l'enseignement ménager; la nécessité, je n'en doute pas, pour la femme de rester davantage à la maison, et d'y faire peut-être une partie du travail qu'elle fait à l'atelier; la nécessité de se passer, s'il est possible, de trop coûteux intermédiaires; et comme les prix indiqués par MM. Landouzy et Labbé, je le répète, après tout sont réels, mais que seuls les restaurants à bon marché, ainsi que nous l'avons vu, peuvent donner à ces prix ces nourritures saines et rationnelles, la nécessité de créer et multiplier ces restaurants, transformés, élargis, tels que je les demande, pour que viennent y manger, ou s'approvisionner les ouvriers, les ouvrières, leurs familles.

Mais ce sera donc en attendant qu'une bonne ménagère, instruite par l'Enseignement ménager, puisse faire chez elle, sur la nourriture, les économies opérées par les ménagères de Bruxelles, dont nous avons

problème est résolu, par la loi ou par des Sociétés de prévoyance. En Allemagne par exemple l'assurance obligatoire existe contre la maladie, l'accident, l'invalidité, la vieillesse et bientôt même existera contre le chômage. Pourquoi la Démocratie française n'a-t-elle pas déjà ce qu'a l'Empire allemand?

analysé les mémoires ; en attendant, — et nous voudrions voir s'accomplir au plus tôt ce grand progrès social — que l'ouvrière puisse rester une partie du jour à son foyer, comme le réclame aussi M. le professeur Landouzy, « ce qui serait, dit-il, une des meilleures sauvegardes de la santé morale et physique du pays ».

Si toutes ces réformes sont nécessaires pour parvenir au but que nous poursuivons, il les faut obtenir, ce qui n'est pas impossible. Et il faut aussi que les salaires soient relevés, quand il est absolument juste qu'ils le soient.

J'ai déjà reproduit des menus dont les prix se rapprochaient de ceux donnés par les auteurs de l'enquête. Je vais en reproduire encore qui viennent de Mlle Gahéry, et que je trouve dans son bulletin de l'*Union familiale*. Ils prouveront à nouveau que les prix indiqués dans l'enquête ne sont pas chimériques (1).

---

(1) Dans des *Notes sur l'alimentation de l'ouvrier au début du XXe siècle*, présentées au Congrès international d'hygiène alimentaire, par M. Piéquet, délégué de la Société industrielle de Rouen, il est dit que dans un ménage d'ouvriers la nourriture entre pour une part variant entre 50 et 75 % de la dépense totale.

« La moyenne, sur une série de 16 familles prises au hasard, est de 60 %, d'après le tableau suivant :

Logement	15 %
Vêtements	16 %
Nourriture	61 %
Chauffage et divers	8 %

« Dans la dépense pour la nourriture celle du pain est de 33 % ; celle de l'épicerie de 24 % ; celle des boissons, légumes et divers 16 % ; celle de la viande, de 14 % ; du lait, de 13 %. »

« Engel, écrit Mme MOLL-WEISS dans la *Revue* du 1er nov.

1906, prétend que la dépense alimentaire représente jusqu'à 70 % du revenu des travailleurs; peut-être à Paris la proportion est-elle moins élevée qu'en Allemagne; d'après les budgets ouvriers qu'il m'a été possible de réunir et d'établir elle atteindrait seulement 47 à 50 % de la dépense totale — différence due en partie à ce que les salaires ouvriers sont chez nous plus élevés qu'en Allemagne — proportion cependant assez considérable encore pour qu'on s'en préoccupe...

« Malheureusement les travaux de Ch. Benoist, les enquêtes de la Ligue des Acheteurs prouvent qu'il existe une classe nombreuse de travailleurs, qui, en ne sacrifiant ni au vice, ni à l'alcool, n'ont pas la possibilité, avec leur gain misérable, de remplacer par une alimentation suffisante l'usure de leur organisme. »

Budget et ration alimentaires d'une journée (menus maigres) pour une famille composée du père, de la mère et de trois enfants ou d'un groupe de quatre adultes.

MENU. — TEMPS DE PRÉPARATION

Petit déjeuner

Chocolat au lait. . . . . 20 minutes

Déjeuner

1. Ragoût de veau avec pommes de terre   2 heures
2. Choux de Bruxelles . . . . 1/2 heure
3. Compote de pruneaux . . . . 1 heure 1/2

Diner

1. Potage aux pâtes d'Italie. . . . . . . 25 minutes
2. Purée de marrons. . . . . 1 heure 1/2
3. Figues.

VALEUR ALIMENTAIRE ET COUT

	Albumine	Amidon et sucre	Graisse	Coût
2 kil. de pain p. la journée.	119.8	1231.8	4.8	0.70
1 litre 1/2 lait	54.9	67.2	54.3	0.30
2 tablettes de chocolat . .	4.9	47.	16.9	0.185
500 gr. poitrine de veau .	82.5	»	79.	0.80
Oignons bouquet garni				
500 gr. pommes de terre.	6.5	105.	0.7	0.125
25 gr. farine.	2.5	18.6	0.2	0.01
25 gr. graisse	»	»	24.7	0.04
1 jaune d'œuf	4.	»	7.8	0.03
500 gr. choux de Bruxelles.	25.	30.	2.5	0.30
40 gr. graisse	»	»	39.5	0.07
250 gr. pruneaux.	5.7	112.7	»	0.15
50 gr. sucre	0.1	47.5	0.3	0.04
60 gr. pâtes d'Italie . . .	5.4	46.	0.1	0.10
1/2 litre lait	18.3	22.4	18.1	0.001
1 jaune d'œuf	4.	»	7.8	0.05
400 gr. marrons	58.4	276.	9.6	0.16
1/4 litre lait	9.1	11.2	9.	0.05
250 gr. figues	10.	124.4	»	0.10
TOTAL	411.2	039.8	275.3	3.33

$$\text{Coût par adulte : } \frac{3.33}{4} = 0 \text{ fr. } 83$$

Budget et ration alimentaires d'une journée pour une famille composée du père, de la mère et de trois enfants ou pour un groupe de quatre adultes.

MENU. — TEMPS DE PRÉPARATION

Petit déjeuner

Chocolat au lait. . . . . 20 minutes

Déjeuner

1. Carbonnades à la flamande. . . . . . 2 heures
2. Pommes de terre en purée . . . . . . 1 heure
3. Abricots.

Dîner

1. Soupe aux tomates . . . . 1 heure 1/2
2. Abricots à la Condé . . . . 1 heure 1/4

VALEUR ALIMENTAIRE ET COÛT

	Albumine	Amidon et sucre	Graisse	Coût
2 kil. de pain p. la journée.	132	1040.	4.8	0.65
1 litre 1/2 lait	54.9	67.2	54.3	0.30
2 tablettes de chocolat . .	4.9	47.	16.9	0.185
500 gr. bœuf	104.8	1.6	27.	0.80
50 gr. graisse	»	»	49.4	0.08
Oignons, sel, poivre, laurier giroflée, vinaigre. .	»	»	»	0.10
2 morceaux de sucre . . .	»	15.	»	0.01
25 gr. farine	2.5	18.6	0.2	0.01
1 kilog. pommes de terre.	17.9	213.1	1.6	0.10
25 gr. graisse	»	»	24.7	0.04
1[2 litre de lait.	18.3	20.4	18 1	0.10
50 gr. abricots.	2.5	23.	»	0.30
500 gr. tomates	8.	12.5	1.5	0.20
2 oignons, céleri, laurier, poivre muscades.	1.7	10.8	0.1	0.10
250 gr. pommes de terre.	4.4	53.2	0.4	0.025
Os de bœuf	»	»	»	0.10
25 gr. graisse.	»	»	24.7	0.04
125 gr. riz.	8.4	98.1	1.2	0.07
1/2 litre lait	18.3	20.4	18.1	0.10
50 gr. sucre	0.1	47.5	»	0.038
25 gr. graisse	»	»	24.7	0.04
1 jaune d'œuf	4.3	»	7.8	0.05
TOTAL.	383.	1688.4	275.5	3.438

Coût par adulte : $\dfrac{3.438}{4}$ — 0 fr. 859

CHAPITRE XV

CONCLUSIONS

Ainsi il faudrait établir un peu d'ordre dans l'assistance alimentaire générale, et dans l'assistance publique, comme il faudrait en établir en tout.

M. Le Dr Courmont, le distingué professeur d'hygiène, en d'éloquents articles (1), mais dont j'aurai à combattre certaines conclusions, s'exprime ainsi :
« L'assistance, telle qu'elle est pratiquée aujourd'hui est absurde.

« Les budgets municipaux, ceux des œuvres privées, s'épuisent en secours, morceaux de pain ou de charbon, qui ne soulagent aucune misère. Les bureaux de bienfaisance fonctionnent toujours comme aux siècles passés.

« Les Municipalités devraient se poser le problème de la façon suivante : le logement et la nourriture sont les deux conditions premières de la santé du peuple, sur lesquelles une action soit possible : faisons donc tous nos efforts pour les améliorer. »
Le Dr Courmont oublie l'alcoolisme, c'est-à-dire l'em-

---

(1) *Progrès de Lyon*, 16 fév., 11 mai, 25 mai 1906.

poisonnement du peuple, sur lequel aussi les Municipalités, à défaut de l'État, pourraient avoir une
action encore, en s'opposant à la multiplication des
cabarets : mais les cabarets, qui les oserait toucher ?

Avant tout donc, et ici je suis parfaitement d'accord
avec le Dr Courmont, plus de maisons, ni de logements insalubres ; et leur casier sanitaire (1) désormais est là, pour les dénoncer, les faire juger, condamner, ou transformer. Puis des lois ou règlements
auront à protéger les *espaces libres*, ces jardins, ces
parcs, qui dans nos villes se font de plus en plus
rares, chaque jour s'y rétrécissent davantage, sortes
de poumons cependant, ou de lobes pulmonaires,
nécessaires à leur respiration ; et des règlements
devront interdire aussi les maisons trop hautes, qui
diminuent *l'espace libre* en hauteur. Puis quand on
aura ces règlements, ces lois, encore les faudra-t-il
appliquer.

Et il faudrait aussi, comme le dit le Dr Courmont,
une mentalité nouvelle, — elle se crée heureusement
je le dis à l'honneur de la Municipalité de Paris, et
d'ailleurs, — il la faudrait, cette mentalité nouvelle,
partout et chez tous, pour que l'on comprît enfin
l'importance, la gravité de ces problèmes dans un
pays où diminue si effroyablement le capital humain.

Ainsi le grand souci des Municipalités, et ce serait
la plus urgente et la meilleure des assistances,
devrait être tout d'abord l'air, la lumière, et
la nourriture largement, sainement distribuées à
tous, afin qu'aucun être ne souffrît ou ne mourût désormais de leur insuffisance.

---

1) On connaît l'important travail de M. Juillerat, qui a
établi le casier sanitaire de toutes les maisons de Paris. Ce casier
est à établir dans toutes les villes.

Ensuite, s'il était possible, viendrait une organisation nouvelle de l'Assistance publique et de l'assistance alimentaire genérale ; et j'ai donné quelques indications de réformes, que l'on pourrait tenter.

Sans doute, quels que soient les progrès accomplis dans l'assistance générale par tel ou tel moyen, telle ou telle nouveauté, il restera à étudier et résoudre la question si grave des réfractaires à tout travail, malades ou infirmes de la volonté, ou coupables, criminels souvent, de ces êtres en un mot qui ne veulent pas vouloir, ou ne veulent et ne peuvent agir qu'en parasites de la Collectivité : or ces êtres qui forment ou grossissent les bataillons de la misère, quand ce ne sont pas ceux du vol et du crime, il faudra bien cependant un jour ou l'autre décider de leur sort, les transformer, ou les supprimer de quelque façon (1).

Il faudra, en un mot, étudier avec un peu plus d'ardeur et de science qu'on en met cette terrible question du paupérisme, et essayer de la résoudre, ne pas se contenter de se résigner à lui, comme à un mal nécessaire, parce qu'il ne doit plus être de mal nécessaire. Contre tout mal en effet nous sommes armés aujourd'hui d'incalculables puissances : il faut les vouloir et savoir employer.

Certes, l'on est étonné que l'humanité accepte de la sorte le désordre séculaire qui est en tout, qui est partout, et qu'elle y reste, s'y habitue, lutte si mal

(1) La loi sur les récidivistes l'avait essayé ; mais elle n'est pas appliquée, comme tant d'autres de nos lois.

En ce moment, presque chaque jour, un agent de police qui fait vaillamment son devoir, est assassiné par un *apache*, et je ne parle pas des simples passants. Et cela continue et continuera. Le crime, le désordre ont beau jeu à cette époque : pourquoi ?

contre lui, avec si peu d'énergie, de fermeté, d'ensemble, avec ce peu d'intelligence des lois, et souvent de ceux qui les appliquent.

La loi, qui justement déjà fait un délit du vagabondage, restera-t-elle à jamais impuissante devant tant d'êtres inutiles, si souvent nuisibles et redoutables, en attendant — car il y a surtout en leurs cas des maladies de l'intelligence. de la volonté, — que la médecine et l'hygiène sachent triompher un jour de ces maladies également évitables, par une étude approfondie de leurs causes, dans lesquelles l'hérédité, transformée ou non, semble entrer pour une large part.

Il est certain que cette question encore se rattachait à la question si complexe de l'assistance publique, et que j'avais le droit de la rappeler, pour demander que l'on s'en occupât et préoccupât davantage.

Ainsi le Dr Courmont a raison de réclamer des Municipalités une assistance élargie, plus intelligente, plus active, plus efficace. Mais je me sépare absolument de lui, quand il propose la régie par elles de cuisines ou restaurants populaires, dont il reconnaît, ainsi que moi, toute l'importance sociale.

Oui, sans doute, les vivres sont achetés par l'ouvrier, par tous, au-dessus de leur valeur; sans doute pour les gens de situation très modeste la cuisinière n'existe pas; et la cuisine prend trop de place en un logement trop étroit déjà; et le charbon en France est trop cher; et trop souvent enfin la femme de l'ouvrier n'a pas le temps de s'occuper du marché ni de la cuisine, ou, si elle la fait, la fait mal; et le Dr Courmont et moi, nous croyons donc que les travailleurs pauvres auraient grand avantage à s'adresser à ces cuisines, ou restaurants à bon marché, dont j'ai si longuement parlé.

Il serait impossible en effet que les consommateurs ne profitassent pas en une large mesure des économies qui résulteraient pour ces sortes d'usines alimentaires des achats, de la préparation et de la vente en grand des aliments.

Et ces usines alimentaires pourraient sans doute être chargées par les Municipalités d'une partie de l'assistance alimentaire, fournir même des services publics, ce qui se voit un peu à Berlin. Les bons pour les indigents par exemple pourraient être acceptés par l'un des départements de ces restaurants, ou encore par des *cuisines mobiles*, comme celles de Berlin, qui également se rattacheraient à eux.

Ils pourraient offrir des repas différents, des repas de plusieurs classes.

Ils pourraient encore, comme je l'ai dit, en des salles spéciales, avoir des repas végétariens.

Ils pourraient faire la cuisine pour les malades, cette cuisine dont quelques Sociétés ont pris l'entreprise en Allemagne.

Enfin ils auraient certainement, au dehors, la clientèle de très nombreux ménages, à qui les repas pourraient être apportés, ou qui les enverraient prendre, ayant reçu l'information, par des affiches ou des annonces dans les journaux, des menus du jour ou de la semaine.

C'est qu'il importerait à ces restaurants d'avoir une clientèle très étendue, pour abaisser grandement leurs prix.

Et j'entrevois ces restaurants futurs, vastes, bien décorés, fort beaux, et toujours parfaitement gérés, et accomplissant leur fonction, socialement si importantes, avec un scrupule et une honnêteté absolus.

Les villes modernes, les foules modernes exigent de telles entreprises, parfois énormes, pour répondre à l'énormité de leurs besoins toujours croissants.

Les restaurants « populaires » d'aujourd'hui — mais ce nom sera changé, — seraient donc à mes yeux comme les embryons de ces restaurants à bon marché, tels que je les vois dans l'avenir, et qui seraient ainsi, par rapport à eux, ce que sont les grands magasins, Bon Marché ou Louvre, comparés aux petits magasins d'autrefois.

La création d'un magasin comme le Bon Marché, même la seule création de son titre, a eu quelque chose de génial, et pour moi est l'un des événements importants, l'un des faits révolutionnaires du siècle dernier. Notre siècle verra, je l'espère, pour l'alimentation, des créations semblables.

Je reviens aux idées du Dr Courmont. Tout le monde reconnaît, comme lui, que la Collectivité doit secourir et nourrir les indigents, et puisqu'elle est obligée dans son intérêt même de porter assistance aux infirmes, aux faibles, aux débiles, je comprends un peu que la pensée ait pu venir à des socialistes et à lui de faire protéger, par elle encore, les travailleurs qui ne sont assurément ni faibles, ni infirmes, mais qui ne peuvent se protéger eux-mêmes, eux et leur famille, autant qu'il le faudrait. Il est certain qu'ils ne sont ni logés, ni nourris, comme ils devraient l'être, qu'ils sont ainsi dans une certaine incapacité comparable à celle de l'indigent, que cette incapacité leur est funeste, et en même temps qu'à eux à la race, puisqu'elle rend très difficile ou impossible leur développement normal, et pour eux est une cause perpétuelle de gêne, de misère, de déchéance physique, intellectuelle, morale. Et des socialistes sont donc arrivés à vouloir de la part des Municipalités ou de l'État une assistance plus étendue, et dépassant de beaucoup celle qui ne s'adressait encore qu'à ceux des pauvres dans la presque impossibilité de se nourrir ou de se loger.

Il est certain aussi qu'à nous seuls nous ne pouvons défendre notre santé ni celle des nôtres contre les marchands ignorants, insouciants ou sans scrupules, dont quelques-uns, ce qui donne une juste idée de l'homme, ne répugneront pas à rendre fort gravement malades, même à tuer leurs clients, pour quelques francs à gagner sur la marchandise qu'ils leur vendent. Sans doute alors les Municipalités sont dans l'obligation, bien reconnue aujourd'hui, de tout faire pour écarter et combattre les maladies évitables, à ce point qu'en cas d'insalubrité, dont elles seraient coupables, des eaux potables par exemple, elles devraient, selon moi, être actionnées en dommages-intérêts pour la fièvre typhoïde, surtout mortelle, qu'elles auraient ainsi causée. Mais pour toutes ces raisons, devraient-elles, ne se contentant pas de la surveillance des eaux potables, et de celle des matières alimentaires, s'occuper encore de nourrir toute une foule de prolétaires, et de prendre en régie de vastes cuisines populaires?

Je suis un adversaire résolu de tout socialisme municipal ou d'État; je crois qu'il faut restreindre toujours, au lieu de les étendre, les pouvoirs, l'action de l'État ou des Municipalités, ne leur rien laisser de ce qui peut toujours, et aussi bien et mieux, être fait par l'initiative privée, si nous sommes du moins des hommes libres, ce dont il est permis de douter. Nous ne devons jamais oublier, l'ayant à nos dépens trop appris, que l'État est ordinairement le pire des administrateurs, des gérants, des fabricants, car sa responsabilité au fond n'existe pas ; puis, que chacun de ses représentants est un fonctionnaire, c'est-à-dire le favori de tel ou tel régime, et que favoritisme et fonctionnarisme ne semblent pas dans un pays aider au développement de cette liberté, justement chère à tout républicain, ou aider au moins à former et entretenir l'indépendance et la dignité des caractères.

Je vois aussi, et comment le D{^{r}} Courmont ne l'a-t-il pas vu? que ces restaurants populaires créés et régis par les Municipalités entreraient en une concurrence trop inégale et déloyale avec les restaurants semblables, dus à des initiatives privées, et encore avec tous les petits restaurants à bon marché. Cette concurrence léserait, tuerait même les initiatives dont je parle, et que les Municipalités seraient déjà coupables de seulement décourager. Je ne crois même pas qu'elles aient le droit, comme elles le font en quelques villes de l'étranger, de subventionner ces entreprises, qui le plus souvent du reste, mon enquête l'a montré, n'en ont pas besoin pour bien réussir.

M. Mangini eut ces scrupules, quand il fonda ses restaurants, et il les exprimait dans la communication dont j'ai cité quelques passages. Entrant en concurrence avec des maisons qui avaient la clientèle ouvrière, il eut soin de faire observer que ses restaurants payaient comme elles leur patente, et qu'il n'avait jamais pensé, bien qu'aucune œuvre ne fût plus démocratique, à demander la moindre subvention à la Municipalité. Devant l'œuvre de M. Mangini et son succès, je suis étonné que cette proposition du Dr Courmant, combattue par moi, vienne d'un Lyonnais.

La Municipalité ou l'État feraient un jour des commandes à ces restaurants, rien de mieux, rien ne serait plus juste. C'est autre chose qu'une subvention venant d'elle à l'origine et toujours. Donc, ces grands restaurants à bon marché, tels que je les conçois dans l'avenir, seront des entreprises, non municipales, mais privées. Et cependant je leur demanderai beaucoup : je vais dire pourquoi et comment.

En l'état présent des choses, avec ses affreux logis, avec la vie telle qu'elle est faite à l'ouvrier, qui l'osera condamner d'aller là où il se sent mieux, où il goûte quelque plaisir de vivre, où il a chaud, et dans le pétillement des lumières excitantes se donne un peu d'ivresse, lui qui n'a pas les nôtres, quand du moins les nôtres sont nobles, non point basses, autant que les siennes.

Pour détourner l'ouvrier de l'assommoir ou du cabaret, il faudrait donc que les restaurants et les cafés à bon marché fussent très confortables, et très agréables, plus attirants que les débits qu'il fréquente, et dont la multiplication montre à la fois combien aujourd'hui sont étendues, sont graves l'extension, la contagion de l'alcoolisme, combien sont profondes, et presque indéracinables les habitudes de l'alcoolique, enfin, combien est coupable un gouvernement qui, pour régner, loin de résister au mal, l'encourage et l'aggrave, sans nul souci de la patrie et de la race. Oui, vraiment, n'est-ce pas un peu fou, comme du reste tant de choses au monde, un gouvernement qui est ou se dit démocratique et qui laisse empoisonner la démocratie?

Dans les débits, dans les bars, l'ouvrier trouve au sortir de son logis, généralement sordide, maussade, repoussant, de la clarté, de la chaleur, des plaisirs que nous n'oserions dire esthétiques, mais qui visent à l'être, orgues mécaniques, chanteurs, musiciens ambulants, mauvaises estampes sur les murs; il y trouve aussi des journaux, des périodiques illustrés, mais dont beaucoup sont obscènes ou vils.

Comprend-on, dès lors, l'importance que l'on doit attacher à ces restaurants et cafés à créer, dont les nourritures, les boissons seraient saines, et qui seraient tout à la fois très confortables, et décorés agréablement, avec art, avec goût et simplicité, et qui pourraient satisfaire non seulement les besoins du corps, mais déjà, par ces décorations, par des journaux, des *Magazines*, par une bibliothèque peut-être, — un peu comme au restaurant qu'une université populaire vient de créer à Belleville, — ceux de l'intelligence, et ce sens esthétique aussi, qu'il importe de réveiller chez le peuple?

Ces restaurants, ces cafés, ne pourraient-ils, de la sorte, victorieusement lutter contre l'attrait à cette heure irrésistible de l'assommoir trop souvent empoisonneur?

Et il faudrait qu'ils fussent nombreux en toutes grandes villes, non pas rares, comme à Paris, à Lyon même; car parmi les raisons qui conduisent l'ouvrier aux cabarets, il y a leur voisinage de la fabrique, de l'usine, des maisons où il travaille, son *chez lui* étant trop loin pour y revenir à midi, ou même le soir assez tôt; et il va plutôt à côté, là où il trouvera malheureusement et l'apéritif, et après un repas médiocre, plus ou moins vite avalé, parce qu'il n'est pas appétissant toujours, le café et le pousse-café, des excitants plus que des aliments.

La science nouvelle de l'alimentation, en établissant *pour tous* les lois d'une alimentation rationnelle, et l'égalité devant ces lois, révèle au travailleur, en même temps que la nécessité de manger *mieux*, et souvent *plus*, la science et l'art de manger à *meilleur marché*. Mais à meilleur marché aussi pourra manger le riche qui, lui au contraire, devra apprendre à *manger moins* et comme l'ouvrier à manger *mieux*.

Et ainsi la science nous aide à créer cette égalité, que j'annonçais comme possible, *l'égalité dans l'alimentation comme elle existera dans l'habitation, comme elle existe dans le costume.*

En effet tous désormais, en se conformant à ses prescriptions, ne mangeront pas autant de ces aliments qui sont très coûteux, et mangeront davantage des aliments qui le sont moins. Ces nouveautés scientifiques semblent donc renfermer toute une révolution sociale. Oui, c'est un grand fait économique et social que cette démonstration par la science, que le régime végétarien ou végétarien mixte, qui est le moins cher, doit entrer, pour une plus grande part qu'il n'y entrait jusqu'ici, dans l'alimentation rationnelle, scientifique, la meilleure pour tous.

Si nous revenons à ce végétarisme rationnel, comme la science nous y invite, nous revenons par là encore à cette simplicité dans la vie, que j'ai eu l'occasion souvent de recommander ailleurs. (Voir mes *Habitations à bon marché et un Art nouveau pour le peuple.*)

La science se montre ainsi d'accord avec nos besoins et nos espoirs démocratiques, et pour le peuple, il sera moins coûteux de mieux vivre que de vivre mal, comme il vécut si longtemps.

A l'espoir de la maison, et de son mobilier, et de sa décoration à bon marché, la science elle-même nous vient en aide, pour ajouter celui de l'alimentation à bon marché, elle aussi très prochainement réalisable.

Pour l'obtenir, nous sommes aujourd'hui, sans doute, gênés par bien des obstacles, mais qu'il n'est nullement impossible, ni très difficile même de tourner, d'écarter ou renverser.

Difficulté pour la femme du travailleur de rester au foyer et d'y faire et soigner sa cuisine? C'est une question de réglementation du travail, et cette réglementation peut changer, elle changera certainement quelque jour (1).

Ignorance de la femme, de la ménagère, qui ne connaît rien de la science, de l'art de l'alimentation?

L'Enseignement ménager les lui enseignera, et elle saura par lui, aux mêmes prix ou à meilleur marché, nourrir mieux sa famille.

(1) Mme Moll-Weiss, dans une communication à la *Société des conditions du travail* a demandé qu'autant que possible on établisse pour la femme *le demi-temps de travail*, comme on l'a fait pour l'enfant, ce qui lui permettrait et de garder un métier chez elle, et de pouvoir s'occuper de son ménage, de faire au moins son dîner. Le *sweating-system* est par trop l'exploitation de l'ouvrière par l'entrepreneur ou l'entrepreneuse, V. à ce sujet la brochure du Dr Lucien-Graux (Lib. de la *Gazette médicale de Paris*).

Trop d'intermédiaires entre les producteurs et les consommateurs, d'où renchérissement des prix pour toutes les substances alimentaires ? Mais des magasins coopératifs, ou certaines entreprises, ou certains grands magasins à bon marché, à la condition que ces magasins ou ces entreprises soient d'absolue bonne foi, pourront produire un abaissement très sensible de tous ces prix trop majorés. Je rappelle les créations récentes de laiteries, de magasins de vins à bon marché, et de la boulangerie à bon marché de Roubaix.

Les lois de protection qui entretiennent aussi ce renchérissement ? Il faut les abroger.

Les petits restaurants, qui peuvent être excellents du reste, sont encore et forcément trop coûteux pour une certaine partie de leur clientèle ? Mais nous avons montré la création possible, la création nécessaire, de ces grands restaurants à bon marché, qui pourront eux aussi apporter une certaine égalité dans l'alimentation, puisque leurs produits étant à des prix fort modiques, et pouvant être d'une qualité parfaite, chacun, *pauvre ou non*, pourra donc s'y approvisionner.

On voit donc que le problème si grave de l'alimentation à bon marché, saine et rationnelle, n'est pas bien loin d'être résolu : c'est ce qu'il fallait démontrer.

Pour me résumer, je demande *l'abrogation des lois ou règlements dont l'effet est d'augmenter lourdement pour le plus grand nombre le prix des subsistances, et des matières les plus nécessaires à la vie domestique* (comme le charbon, le pétrole, etc.).

Je demande *la réforme de l'assistance alimentaire,*

par exemple une entente, une fédération, une union entre les œuvres ou certaines des œuvres d'assistance, pour que leur action gagne ainsi en puissance, en économie d'argent et d'efforts. Et je demande peut-être aussi la création d'un *Office central d'assistance*, avec de nombreux *visiteurs* ou *enquêteurs*, qui reconnaîtraient, révéleraient ces infortunes affreuses, dont il faut à tout prix faire sortir des malheureux ou des familles, pour leur éviter les déchéances définitives, les maladies incurables, la mort, le suicide.

Je demande également, après et avec tant d'autres, une *réforme de l'Assistance publique*, et je suis heureux d'apprendre que l'on y pense.

Je demande surtout et au plus tôt, la création, par quelques Sociétés, comme celles qui ont fondé certains de nos grands magasins, de nombreux *restaurants à bon marché*, tels que ceux que partout en Europe j'ai vu fonder par l'initiative privée, et presque partout réussir; mais que je voudrais agrandis, transformés dans le sens du confort, de l'élégance, de la beauté même, en vue aussi de l'éducation esthétique du peuple, autant que de son éducation hygiénique (1).

Je demande la création de *cafés et restaurants de*

(1) Ce que la *Commission permanente de préservation contre la tuberculose*, présidée par M. L. Bourgeois, a voulu faire pour les habitations à bon marché, et n'a pu faire par suite de la mort de M. Henri Germain, qui était l'un des plus fermes appuis de ce beau projet, je le voudrais voir tenté aussi pour l'établissement de vastes restaurants populaires. Le projet était celui-ci : une grande émission d'actions et d'obligations à un prix qui permettrait même à des ouvriers de souscrire (à Genève les fondateurs des Cuisines populaires avaient émis des actions à 5 fr.); et cette émission, qui aurait certainement réussi, devait permettre un développement large et

tempérance, là où sévit le plus gravement l'endémie de l'alcoolisme. Mais beaucoup d'entre eux pourraient prendre l'étiquette de restaurants végétariens, ou presque tous de *cafés et restaurants sans alcools*, l'appellation de *cafés ou restaurants de tempérance* paraissant sonner mal en France pour des raisons médiocres et que j'ai rappelées. Ces *restaurants et cafés sans alcools* seraient bien entendu aussi à très bon marché (1).

Je voudrais la création, à Paris et ailleurs, de *restaurants végétariens*, mais où le végétarisme ne se-

rapide, à Paris ou autour de Paris et ailleurs, de constructions à bon marché, telles que nous les voulons, saines, confortables, agréables. Elle devait permettre aussi d'oser à Paris ce que depuis longtemps ont osé les Anglais à Londres, l'expropriation et la disparition de toutes les maisons et de tous les quartiers insalubres, pour les remplacer par ces maisons nouvelles. On sait qu'en Angleterre cette grande mesure d'hygiène et de prophylaxie à fait tomber de 40 % le taux de la mortalité par la tuberculose.

Je voudrais donc un projet semblable, permettant une large création de restaurants à bon marché, pour mettre fin également à l'insalubrité et à l'insuffisance des nourritures.

Tant de legs et donations qui vont inutilement parfois aux Académies ou ailleurs ne pourraient-ils aller à ces œuvres, et quand de telles entreprises commenceront-elles à tenter des milliardaires et millionaires d'un peu d'âme ou d'intelligence seulement, puisque ces entreprises après tout seraient généralement aussi d'assez bonnes affaires ?

(1) Il n'existe dans Paris que deux restaurants de tempérance : « La Source », 99 Avenue Ledru-Rollin, dont Made Legrain a la direction, et 33 rue St-Jacques, celui qu'a fondé la Ligue nationale contre l'alcoolisme. On sait que le président de cette ligue est M. Cheysson, d'une si généreuse toujours et si ardente activité, l'un des hommes qui ont le plus simplement et le plus efficacement travaillé à l'amélioration de la vie populaire.

Ces deux restaurants réussissent. Ils donnent des boissons fermentés en quantité limitée et n'excluent que l'alcool proprement dit. Les prix de ces restaurants sont un peu plus élevés que ceux de la majorité des restaurants populaires.

rait nullement absolu, où il serait *mixte*, et où des menus scientifiquement rédigés et des tableaux sur les murs permettraient au consommateur le choix des plats qui constitueraient son repas végétarien, équivalant à un repas ordinaire à base plutôt carnée. Le restaurant végétarien pourrait être aussi une annexe des grands restaurants à bon marché.

Il faudrait, la création dans les villes de nombreux *bars automatiques*, c'est-à-dire économiques, mais débitant le moins possible d'alcools, ou dont la plupart n'en débiteraient pas.

Il faudrait, en toute grande ville, surtout industrielle, la création de *cuisines volantes*, comme à Berlin, parcourant la ville de très bon matin, dans l'intérêt des ouvriers et ouvrières se rendant au travail.

Il faudrait encore, comme à Berlin, la création de *cuisines pour les malades*, sortes de pharmacies nouvelles, répondant à l'importance nouvelle donnée à l'hygiène alimentaire en toute médication, et qui pourraient du reste se rattacher, ainsi que les cuisines volantes et les restaurants végétariens, aux restaurants à bon marché.

Il faudrait que des *cuisines scolaires* existassent en toute école, surtout dans les campagnes, servant, en partie du moins, d'enseignement pratique à l'Enseignement ménager, ce qui diminuerait les frais de cet Enseignement et de ces cuisines.

Je demande, avec tant d'autres, la généralisation partout, l'adoption dans toutes les écoles, dans tous les lycées de jeunes filles, de cet *Enseignement ménager*, qui apprendra à la femme l'art d'abord de bien nourrir et à bon marché elle et les siens, l'art de réaliser dans son ménage des économies utiles,

nécessaires, l'art de tenir sa maison ou son logement, et de les faire propres, sains, agréables, charmants, ce qui, chez elle, lui saura donner ou rendre la haute part d'influence qu'elle y
doit garder.

Je voudrais que les directeurs, les patrons des
grandes usines, des grandes maisons d'industrie ou
de commerce, de tous les établissements enfin occupant beaucoup d'ouvriers ou d'employés, hommes
et femmes, surtout jeunes gens et jeunes filles,
donnassent plus d'attention désormais à ce qu'ils
mangent et à ce qu'ils boivent, et que les ouvriers ou
employés trouvassent, là où ils travaillent, ou
tout prés, des *cantines*, ou des *restaurants* dont les
nourritures et les boissons seraient saines

Je demande que l'ouvrier, le petit employé, tous
ceux dont les ressources ou les gains sont modestes,
puissent recourir plus qu'il n'est fait en France aux
magasins coopératifs de consommation, et que la démocratie française, en provoquât davantage et en-
courageât la création, comme l'a su faire par exemple le socialisme belge. Ces magasins auraient le
mérite d'abord de vendre les substances alimentaires à bien meilleur marché que les autres intermédiaires, ou que la plupart d'entre eux, et celui
encore, et très important, de pouvoir fournir des
aliments, dont la qualité serait sûre, et non du faux
sucre, du chocolat faux ou de fausses confitures par
exemple. Ils remplaceraient donc pour certaines
classes ces magasins *de toute confiance*, mais plus
coûteux, où elles ne peuvent s'adresser. Je ne veux
pas dire qu'il ne puisse exister de petits magasins qui ne mérite eux-mêmes une confiance entière, mais à leur défaut, le magasin coopératif la

donnerait. Le magasin coopératif a ce mérite encore d'habituer la ménagère à proportioner son budget des dépenses à celui des recettes, en faisant une obligation du comptant ou du paiement à la quinzaine. Il a ce mérite enfin par les ristournes d'être aussi comme une caisse d'épargne.

Je rappellerai qu'il importerait d'utiliser en France, plus qu'on ne le fait, et comme on le fait si bien en Angleterre, ces *immenses réserves alimentaires*, réserves de viandes, poissons, légumes ou fruits, qui existent en certaines contrées lointaines, et dont notre voisine, grâce à sa marine marchande, nouvellement et parfaitement aménagée pour leurs transports, sait très largement user (1).

Je demande enfin aux hygiénistes, aux savants, et d'après leurs formules à l'industrie, de créer des *composés alimentaires*, ou des *extraits de substances alimentaires*, très nutritifs, très sains, mais à bon marché, qui sous cette forme concentrée ou non

(1) Sans doute le protectionnisme, qui a contribué à la ruine de notre marine marchande, se dressera contre l'apport sur nos marchés de ces substances alimentaires, qui seraient si précieuses cependant pour la population pauvre et pour tous. Mais nos producteurs auraient moins à redouter ces importations, s'ils voulaient comme aussi la plupart de nos artistes industriels, s'attacher surtout à la haute qualité de leur production, si bien que la marque française, le *Made in France*, devint un signe de supériorité toujours sur la concurrence étrangère, hors de France et en France. Nos asperges d'Argenteuil par exemple, nos chasselas de Fontainebleau, certains de nos fruits ou légumes me viennent en ce moment à la pensée. Il faudrait en un mot que là encore la France fût ou redevint la nation artiste, et que la camelotte en tout ne vint jamais d'elle.

Ainsi on doit combattre le libre-échange dans l'intérêt du plus grand nombre, opinion qui sied, il semble, à une démocratie, puisque le protectionnisme ne protège et favorise qu'une minorité dans le pays.

pourraient être débités aussi dans les bars automatiques, les restaurants, les fourneaux populaires, et compléter parfois le régime de ceux qui se veulent nourrir vite, bien et à prix modique. Ces extraits, ces composés, pourraient être utilisés encore par les armées en campagne ou les armées de mer, par les navigateurs, les explorateurs. Mais il ne s'agit pas ici de la pilule nutritive promise par des chimistes aux générations à venir.

Et en tout cela nous faisons aussi œuvre d'idéalistes, puisque les économies réalisées sur les nourritures de chaque jour pourraient être en partie reportées sur des nécessités ou des plaisirs moins matériels et plus élevés.

CHAPITRE XVI

PHILOSOPHIE DE L'ALIMENTATION

La science a l'ambition et l'espoir de transformer l'animal humain, de le faire sortir quelque jour de son état originel, de cet état d'animalité qui fait encore, qui fit perpétuellement sa misère, son incohérence, sa folie, ses péchés, ses crimes.

Le *superhomme* de certains penseurs, ce n'est pas la philosophie ni même des religions sublimes, comme le bouddhisme ou le christianisme, qui seules le sauraient créer : ce sera plutôt la science, qui fera cette création, si cette création est possible.

Elle aussi en effet veut ou doit vouloir une Humanité qui soit *autre*.

Or il faut, pour la transformer, moins des modifications de surface, comme celles qu'apportent les constitutions, les institutions, les lois, qu'une transformation profonde, intérieure, de tout l'homme d'abord, et c'est ce qu'avaient si bien vu, mais sans tout voir, les réformateurs religieux.

L'histoire de la grande Révolution et de celles du xixe siècle, qui toutes ou presque toutes promettaient avec le bonheur universel « l'homme vertueux » à courte échéance, égarées par une première erreur un peu puérile, l'erreur de Rousseau, croyant l'homme bon par nature — et que n'ont pas commise ces religions hautes, le Bouddhisme et le Christianisme, justement pessimistes, — cette histoire, il semble, l'aura pleinement démontré.

Ce bonheur, nos révolutions encore ne nous l'ont pas donné, et cet « homme vertueux », elle ne l'ont pas fait naître, on le reconnaîtra ; c'est que l'un et l'autre, elles le demandaient à des changements sociaux extérieurs, non, je le répète, à une transformation profonde, intérieure, de tout l'être humain. Ces religions, au contraire, si dédaignées aujourd'hui de certains esprits et d'une certaine foule, avaient donc compris ce que la Révolution, à force d'optimisme, ne sut pas comprendre, tout en se trompant elles-mêmes, mais autrement, nous le verrons.

Et la vraie science regarde aujourd'hui, sinon sans intérêt, du moins sans illusion, tous ces conflits sociaux qui se continuent, ou se préparent, plus terribles, plus sanglants que jamais, et qui, à coup sûr, ne feront pas s'accroître ni la sagesse, ni les énergies vitales, ni les joies de cette Humanité, pour longtemps encore ignorante, errante, folle et tragique.

Mais la science peut-être, en dehors ou au-dessus de ces conflits, créera silencieusement ce meilleur avenir.

Elle a appris que la modification du milieu doit précéder toute transformation des êtres ; et pensant donc à transformer l'être humain, et d'abord les foules populaires, elle pense à modifier leur milieu externe et interne.

Le milieu externe, c'est pour ces foules par exemple l'affreux logis, si funeste et souvent mortel à ceux qui l'habitent, le logis qui les dégrade, aggrave leur misère physiologique, en rejette beaucoup à l'assommoir, le logis sordide et puant, qui détruit la famille; et sur la famille est et sera fondée toujours, quoiqu'on pense, la société humaine.

Mais il lui faut donc aussi changer le milieu interne, et pour cela modifier ces apports ou une partie de ces apports, qui contribuent à la formation de l'homme physique, intellectuel, moral, c'est-à-dire l'alimentation et l'éducation.

Il faudra également qu'elle veille sur la nutrition de l'espèce, c'est-à-dire sur la procréation, étant données sur son évolution les influences, les mystérieuses puissances de l'hérédité.

La science repétrira donc l'argile humaine, et, je l'espère, en la spiritualisant davantage. Mais la promulgation, mais l'application d'aucunes lois, à moins qu'elles ne soient l'application même des lois scientifiques, ne sauraient remédier jamais à cette médiocrité présente de l'intelligence et de l'âme humaines, à cette médiocrité ou à cette bassesse confinant si souvent encore à la barbarie primitive.

Pour la science l'inanité n'est donc pas douteuse des législations qui voudraient, à elles seules, transformer les mœurs et les êtres; et pour elle des millions d'hommes restent toujours de quelque mille ans en arrière, par leur ignorance, leur imprévoyance, leur insouciance du bien ou du mal d'autrui, par leur indifférence à l'intérêt public, par leur brutalité, leur bestialité, par leur infatuation de sauvages, par la prétention chez les moins cultivés à la direction des affaires, tout cela florissant aujourd'hui comme en l'âge lointain des cavernes.

Donc, les grands réformateurs, qui ont su préparer l'avènement d'hommes et de temps nouveaux, supérieurs du moins aux hommes et aux temps antérieurs, ont été rarement des politiques ou des politiciens ; ce furent des réformateurs religieux, des hommes de pensée ou de science.

Les uns, en combattant certains instincts naturels, comme l'égoïsme d'abord, opposèrent très justement la religion ou la philosophie à la nature, pour créer ce *superhomme* qu'ils rêvaient également ; et cette résistance à la nature, cette révolte contre elle était bonne, était juste et nécessaire.

Les autres, au contraire, voyant ce que devenait l'homme en désobéissant à ses lois, et aussi ce que faisait de lui la vie antinaturelle, artificielle, revinrent à la nature (1), et ils eurent également raison.

C'est que l'homme en effet pour son développement intellectuel et moral, a le droit, a le devoir de s'opposer à certaines volontés de cette nature créatrice, qui ayant fait de lui un animal cérébralement médiocre et amoral, comme les autres, semble le vouloir maintenir tel qu'elle l'avait créé.

Mais pour son développement physique, l'homme au contraire ne peut ni ne doit faire autre chose que rester strictement, absolument soumis à ses lois.

Sans doute, l'homme supérieur, que si glorieusement ont cherché à former certaines religions et certaines philosophies, l'*übermensch*, le *superhomme*, doit avoir intellectuellement, moralement, une vie intense, comme surnaturelle ou antinaturelle, ne

(1) Rousseau qui là vit juste, les « libertins » du xviie siècle dont fut Molière, beaucoup d'hommes de science et de médecins, luttant contre des médecins et des hommes de science, qui observaient mal la nature.

ressemblant en rien à celle de l'antique bête humaine, amorale, immorale, instinctive, telle qu'elle sortit « des mains de la Nature ».

Mais le rapport est si étroit du physique et du moral, que cette vie nouvelle, parfois sublime, l'homme ne la peut conquérir ni s'y maintenir, sans .cependant demeurer attaché au sol par toutes les racines de son être, et sans redemander continuellement ses forces — tel l'Antée de la légende antique — à cette terre dont il est né, que ses pieds foulent, où toujours donc il doit marcher, non ramper pourtant, et la face dressée et qui regarde en haut, plus haut toujours.

Si donc les religions ont échoué, en partie du moins, dans leur tentative, qui toutefois leur a fait honneur, de recréer une humanité plus noble, plus vraiment humaine, moins animale, et de faire de ce monde une *cité* presque *divine*, c'est qu'elles ont trop oublié, dédaigné dans l'homme l'être physique, ne s'occupant, ne se préoccupant que de l'être intellectuel et moral : et le corps, trop méprisé d'elles, s'est, il me semble, trop vengé d'elles.

Ainsi, dans l'amélioration intégrale que l'on peut tenter à nouveau de l'animal ou de l'être humain, la question première, à mes yeux, devra être sa formation, son éducation, sa rééducation physiques (1).

(1) Certaines médications nouvelles, justement considérées comme très actives, ne sont-elles pas en réalité des retours à la vie primitive de l'animal humain : l'hydrothérapie, c'est la pluie comme autrefois, retombant par instants sur lui ; les fenêtres toujours ouvertes pour les tuberculeux, les préturberculeux, les anémiques, c'est l'air libre, comme il le respirait jadis ; la lumière largement désormais répartie en tous les logis, c'est la lumière libre, comme autrefois aussi ; le végéta-

L'homme physique ne peut impunément enfreindre aucune des lois de la nature, qui punit toutes ses infractions de la maladie, de la déchéance, de la mort.

Ainsi le superhomme, et j'entends par là l'homme nouveau, supérieur à celui de l'humanité présente, sera l'être ou l'animal humain *transformé* dans sa vie intellectuelle et dans sa vie morale, comme certaines religions ou philosophies ont rêvé qu'il le fût, en lutte donc contre la nature qui le créa tout autre, férocement égoïste, impudique, obscène, et avec une mentalité assez basse ; mais il sera aussi l'animal humain *perfectionné seulement* en toute sa vie physique, et qui, pour la culture parfaite de cette vie physique, ne devra donc que se conformer, qu'obéir aux lois de la nature, substituant toutefois en cette obéissance très souvent sa raison à l'instinct, peut-être avec quelques amendements de sa raison. Donc la science devra d'abord améliorer, en l'homme, l'être physique tout entier ; et quand elle s'occupera de son éducation intellectuelle et morale, que les expériences historiques lui feront sans doute refuser à l'État, elle s'occupera encore et toujours de sa culture physique, elle veillera sur la parfaite hygiène de l'individu et de la race. Et de la sorte peut-être préparera-t-elle pour l'humanité future plus d'énergies saines et ainsi plus de vraies richesses et de vrai bonheur, qu'aucune révolution politique et sociale ne lui en ont donnés ou ne lui en donneraient jamais.

risme, qui vient combattre les maladies de l'arthritisme et tant d'autres châtiments du régime carné excessif, c'est un retour encore à la nourriture primitive.

Mais nul grand progrès pour l'humanité ne sera décisif et durable, tant que ne sera pas améliorée, dans toutes ses conditions matérielles, la vie de ces multitudes, qui demeurent en elles inférieures toujours, et sont comme les traînards de cette armée en marche.

Nul progrès non plus dans les démocraties, avant que l'on n'ait transformé ce monde énorme des prolétaires, qui font aujourd'hui la loi, par la seule pesée du nombre, sans qu'ils en soient encore ni capables, ni dignes.

Mais comment les transformer, comment relever leurs intelligences et leurs âmes, si l'on n'a commencé par les affranchir de la faim, de la misère, de tant de fatalités humiliantes, ainsi de cette nécessité de ne penser jamais, comme les animaux, qu'à leur nourriture quotidienne, si l'on n'a pas enfin combattu et en partie vaincu toutes les causes de leur médiocrité, de leur stupidité, de leur infériorité native ou acquise, de leurs déchéances?

La question de l'alimentation qui domine tout dans la vie de l'animal est donc pour l'homme lui-même plus haute qu'elle ne semble ; et l'étude qu'aujourd'hui l'on fait d'elle sera l'un des chapitres de cette science presque nouvelle, dont je voudrais reconnaître et fixer les lois, et que j'ai dénommée l'*Anthropotechnie* ou la *Zootechnie humaine*. La zootechnie, on le sait, est la science et l'art des éleveurs, de ceux qui créent, parmi les animaux domestiques, des êtres et des races supérieurs ; une zootechnie humaine aurait de même cette ambition de faire naître dans l'humanité des êtres ou des races plus hautes ; or, dans la zootechnie animale, on sait l'influence de l'alimentation. Je n'ai pas à insister sur ce point. N'ai-je pas montré l'alimentation pouvant changer les instincts même, le tempérament, l'âme d'un individu ou d'une race ?

Tous les problèmes sociaux sont infiniment complexes, et cette étude de l'alimentation l'aura prouvé encore.

Bien que la question du bonheur de l'homme nous intéresse moins peut-être, que celle des énergies intellectuelles ou morales, des forces spirituelles, en un mot du développement intégral qu'il lui faut acquérir, dût-il en être heureux ou malheureux, au fond de cette étude de l'alimentation reparaît cette question du bonheur, du bonheur auquel *tous* ont droit, et dont je me suis soucié déjà.

En cette étude j'aboutis donc à ce problème, qui après tout est à résoudre aussi, *l'art d'être heureux* ; mais pour que cet art d'être heureux soit accessible à *tous*, il faut nécessairement qu'il ne soit pas un art coûteux, un art de luxe, le privilège de quelques-uns ; il faut que la vie plus lumineuse et meilleure, matériellement d'abord, justement réclamée pour tous et par tous, nécessairement soit à *bon marché*, et il faut, pour cela, qu'elle soit *simple. Le bon marché et la simplicité de la vie*, voilà les deux termes auxquels, en poursuivant la solution du problème, on arrive toujours, comme ailleurs on arrive à l'art à bon marché et à la simplicité dans l'art, quand on veut l'art, comme la lumière, distribué à tous, et pour tous par exemple la maison idéale au point de vue de l'hygiène et aussi de la beauté ou du charme.

Dans mon esthétique générale, — car toute cette œuvre au fond est une œuvre moins d'éthique peut-être que d'esthétique, — je reviens donc sans cesse à cette idée de la simplicité, qui fut l'un des principes de l'art Grec : et les Grecs restent pour nous les plus merveilleux toujours des éducateurs, comme les plus grands des artistes et parfois des sages.

Oui, la vie simple et à bon marché, une sorte de *mediocritas aurea*, voilà le secret d'une partie du bonheur, le reste du bonheur devant être recherché dans une vie spirituelle, où les désirs alors pourront être librement et impunément infinis, et non plus comme les matériels limités sans cesse par les désirs et les droits des autres.

Et j'ajoute qu'à la Collectivité, à la cité, et à quelques-uns encore sans doute plus ou moins dignes, sera réservée la vie de luxe, de somptuosités, de splendeurs, comme l'ont connue certaines époques, mais avec laquelle désormais des vies individuelles sordides et douloureuses ne feront plus un affreux contraste, et à laquelle toute vie individuelle pourra dans l'avenir participer de plus en plus.

Telle doit être la conception de l'art social à venir. L'art autrefois, excepté l'art religieux, si profondément démocratique, n'édifiait ses palais, ses glorieuses demeures que pour une élite, pour les rois ou les nobles ; l'art démocratique futur créera ses merveilles pour les foules, *pour tous*. Autrefois, par exemple, les bibliothèques, les collections rares n'appartenaient qu'aux souverains ou à quelques seigneurs ou financiers ; elles sont aujourd'hui publiques. C'est aux services publics, maisons de ville, comme au temps des Flandres, gares, hôtels, magasins, hôpitaux, c'est à la cité tout entière, à sa parure, à sa beauté, qu'iront ces richesses, ces magnificences, dont autrefois jouissait seule une élite.

La science est donc à la veille de créer pour tous un état de bien-être, de bonheur matériel sans lequel il le faut reconnaître, on ne saurait que rarement atteindre à ce bonheur plus élevé, le seul qui vraiment compte, celui que donnent les pures et sublimes jouissances spirituelles.

Et la science arrivera peut-être aussi à créer un état social idéal, où l'individu ne sera pas sacrifié à la société, comme dans certaines utopies socialistes, ni la société sacrifiée à l'individu, comme dans la conception anarchiste, mais où la Collectivité et l'Individu se prêteront mutuellement leurs forces, pour les accroître, non les diminuer, pour les exalter, non les affaiblir.

Pour former une humanité nouvelle, il semble donc qu'il soit nécessaire d'abord d'améliorer la vie matérielle des classes inférieures, de diminuer leurs privations, leur dénuement, leur misère, et ces maladies, ces infirmités, ces déchéances, qui l'enfantent, cette misère enfantant à son tour des maladies, des infirmités, des déchéances. Pour cela seul assurément la démocratie déjà aurait sa raison d'être, mais à cette condition qu'elle fût ce qu'elle doit être, vraiment et continuellement préoccupée de tous les intérêts populaires.

Et c'est pour cela, qu'en attendant d'elle, et en ce sens, des réformes pratiques et efficaces, le souci de quelques-uns — et ses chefs ont un peu tardé à l'avoir — a été la maison, le logis salubre et clair, et l'alimentation saine et suffisante donnée *à tous*.

Il faut, que dans l'humanité il y ait d'abord plus d'êtres de santé parfaite, et robustes, et capables de vivre d'une vie pleine et intense, et il faut qu'il y ait aussi moins d'êtres malades, malingres, infirmes et déchus : or, l'alimentation et l'habitation auront pour une transformation semblable la plus grande influence. J'ai donc commencé par m'occuper d'elles.

Voici donc posée aujourd'hui la question de l'alimentation à bon marché, comme l'ont été aussi celle de l'habitation, et celle du mobilier, et celle de l'art, appliqué à l'une et à l'autre, à bon marché encore, pour que *tout* ce qui fait, en partie du moins, la joie de vivre soit un jour enfin accessible à *tous*.

APPENDICE

I

LA VALEUR NUTRITIVE DES ALIMENTS

Un livre comme celui-ci ne doit cesser d'être toujours pratique. Il importe au plus haut degré de connaître la valeur nutritive des aliments et de pouvoir la comparer à leur prix d'achat. Il sera dès lors loisible à chacun de choisir les mets qui *nourrissent le mieux au prix le plus bas possible.*

Tous ces renseignements très résumés, mais très précis, nos lecteurs les trouveront ci-dessous, établis d'une façon rigoureuse, d'après les dernières recherches d'Alquier. Nous présentons les aliments sous cet ordre : *des plus riches aux moins riches en valeur nutritive, c'est-à-dire en matières assimilables, donnant le plus de calories et d'albuminoïdes).* Nous n'indiquerons pas cette valeur en chiffres : l'emplacement par ordre décroissant nous semble en effet suffisant.

Le prémier chiffre représente la quantité des matières azotées digestibles p. 100, le second le prix par kilo à Paris.

Bœuf. — Côtes couvertes (11, 86 p. 100 Mat. Azot. — 1 fr. 85 par kilo), poitrine (10, 96 M. Az. — 1 fr. 15), flanchet (17, 20 M. Az. — 1 fr. 20), plat de côtes (13, 78 M. Az. — 1 fr. 33), faux-filet (11, 88 M. Az. — 3 fr. 40), aloyau (14, 47 M. Az. — 2 fr. 90), flanc bavette (12, 41 M. Az. — 1 fr. 40), culotte (15, 03 M. Az. — 1 fr. 65), épaule et surlonge (15, 68 M. Az. — 1 fr. 90), paleron, côtes découvertes (15, 06 M. Az.), langue (15, 44 M. Az. — 1 fr. 25), paleron, épaule comprise (15, 31 M. Az. — 1 fr. 35), collier (14, 81 M. Az. — 1 fr. 20), rognon (13, 42 M. Az. — 2 fr. 70), jambes (10, 92 M. Az. — 1 fr. 10).

Et voici quels sont les morceaux *les plus avantageux,* c'est-à-dire ceux dont la *valeur nutritive sera la plus grande et la moins chère,* ceux donc *qui fourniront à l'organisme un apport maximum de matières nutritives et d'énergie pour une dépense minimum* : poitrine, flanchet, côtes couvertes, plates-côtes, flanc bavette, langue, culotte, collier, paleron, jambes, épaule, surlonge, aloyau, filet, rognon.

Veau. — Fraise échaudée (17, 54 M. Az. — 1 fr. 60), ris (27, 16 M. Az. — 6 fr. 50), cuissot (13, 34 M. Az. — 2 fr. 70), épaule (15, 23 M. Az. — 2 francs), longe (15, 38 M. Az. — 2 fr. 25), foie (20, 58 M. Az. — 3 francs), poitrine (13, 55 M. Az. — 1 fr. 80), rognon (17, 55 M. Az. — 5 fr. 50), cul (16, 12 M. Az. — 2 fr. 20), carré (14, 23 M. Az. — 2 fr. 40), tête (14, 05 M. Az. — 1 franc), cervelle (8, 75 M. Az. — 1 fr. 30), basses-côtes, 15, 24 M. Az. — 2 fr. 10), collet (12, 80 M. Az. — 1 fr. 70).

Les morceaux les plus avantageux seront : fraise, tête, cervelle, poitrine, épaule, longe, cuissot, collet, cul, basses-côtes, carré, foie, ris, rognon.

Mouton. — Poitrine, hautes côtes (11, 35 M. Az. — 1 fr. 40), carré couvert (13, 26 M. Az. — 2 fr. 80), plates côtes (11, 10 M. Az. — 1 fr. 50), collet (12, 13 M. Az. — 1 fr. 25), basses côtes (11, 14 M. Az. — 1 fr. 60), côté (12, 56 M. Az. — 1 fr. 30), épaule (13, 16 M. Az. — 2 fr.), langue (13, 95 M. Az. — 2 fr. 80), gigot (13, 56 M. Az. — 2 fr. 60).

Les morceaux les plus avantageux seront : poitrine,

hautes côtes, collet, côté, plates-côtes, basses-côtes, carré couvert, épaule, langue, gigot.

Porc frais. — Côtes (6, 97 M. Az. — 2 fr. 40), poitrine (7, 14 M. Az. — 2 fr. 40), épaule et plates côtes (11, 10 M. Az. — 2 fr. 40), jambon sans os (14, 30 M. Az. — 4 francs), épaule (11, 03 M. Az. — 2 fr. 40), morceau du milieu (11, 01 M. Az. — 2 fr. 40), côtelettes, carré (12, 31 M. Az. — 2 fr. 40), jambon avec os (14, 05 M. Az. — 2 fr. 80), hautes côtes (14, 16 M. Az. — 2 francs), hure (4, 38 M. Az. — 2 francs), pied (8, 58 M. Az. — 1 fr. 20), foie (19, 33 M. Az. — 1 fr. 60), cœur (17, 16 M. Az. — 1 fr. 60), rognon (16, 34 M. Az. — 3 francs).

Les morceaux les plus avantageux seront : côtes, poitrine, plates côtes, épaule, morceau de milieu, côtelettes, carré, pied, hautes côtes, jambon avec os, cœur, jambon sans os, hure, rognon.

Charcuterie. — Saindoux (1, 07 M. Az. — 1.fr. 50), graisse de mouton (1, 52 M. Az.), graisse de porc (3, 00 M. Az.), graisse de bœuf (2, 59 M. Az.), Rillettes (21, 50 M. Az. — 4 fr. 50), pâté de foie de porc (17, 51 M. Az. — 6 francs), poitrine salée (7, 98 M. Az. — 2 fr. 40), lard salé (14, 08 M. Az. — 2 fr. 40), boudin grillé (27, 29 M. Az. — 1 fr. 20), saucisson de Lyon (34, 65 M. Az. — 9 francs), pâté de foie gras (16, 30 M. Az. — 9 francs), saucisse (16, 62 M. Az. — 2 fr. 20), côtes de porc salées (3, 88 M. Az. — 1 fr. 60), chair à saucisse (17, 36 M. Az. — 2 fr. 40), jambon fumé (14, 58 M. Az. — 4 francs) Andouillette (22, 17 M. Az. — 2 fr. 40), jambon cuit sans os (23, 28 M. Az. — 4 francs), galantine (porc, veau, volaille de charcuterie) (41, 30 M. Az. — 5 fr. 40).

Les morceaux les plus avantageux seront : saindoux, boudin, côtes porc salées, pâté de foie de porc, poitrine porc salée, lard salé, saucisse, chair à saucisse, rillettes, andouillettes, jambon fumé, jambon cuit sans os, saucisson de Lyon, galantines, pâté de foie gras.

Gibiers et volailles. — Oie (12, 06 M. Az. — 1 fr. 90), dindon (16, 33 M. Az. — 3 francs), poulet (13, 21 M. Az. — 3 fr. 50), canard (20, 22 M. Az. — 3 francs), pigeon (19, 77 M. Az. — 4 fr. 50), lapin (19, 22 M. Az. — 1 fr. 90), caille (14, 76 M. Az. — 17 fr. 50), perdrix (22, 01 M. Az. — 6 fr. 80), lièvre (17, 61 M. Az. — 2 fr. 50).

Les gibiers et volailles les plus avantageux seront : oie, dindon, lapin, canard, poulet, lièvre, pigeon, perdrix, caille.

Œufs et lait. — Beurre (0, 74 M. Az. — 3 fr. 30), demi-sel (9, 10 M. Az. — 3 fr. 40), jaune d'œuf de poule (15, 88 M. Az.), gruyère (27, 43 M. Az. — 3 fr. 20), port-salut (21, 89 M. Az. — 3 fr. 20), pont-l'évêque (18, 89 M. Az. — 2 fr. 80), hollande (24, 29 M. Az. — 3 fr. 20), roquefort (21, 41 M. Az. — 3 fr. 20), brie (15, 31 M. Az. — 3 fr. 20), camembert (16, 46 M. Az. — 2 fr. 90), coulommiers (13, 83 M. Az. — 2 fr. 80), crème fraîche (3, 97 M. Az.), fromage blanc (31, 35 M. Az. — 0 fr. 45), œuf (12, 24 M. Az. — 1 fr. 50), lait de chèvre (3, 64 M. Az.), lait de vache (3, 28 M. Az. — 0, 30).

Dans le lait et ses produits, voici ce qui est le plus avantageux : fromage blanc, beurre, lait de vache, fromage demi-sel, pont-l'évêque, gruyère, port-salut, œuf, fromage de Hollande, roquefort, camembert, coulommiers, brie, crème fraîche.

Poissons. — Thon à l'huile (27, 41 M. Az. — 3 fr. 20), sardine à l'huile (24, 99 M. Az. — 3 fr. 20), anguille de rivière (10, 14 M. Az. — 4 francs), saumon (12, 56 M. Az. — 5 francs), hareng saur (12, 49 M. Az. — 0 fr. 80), maquereau (11, 81 M. Az. — 1 franc), sardine salée (17, 52 M. Az. — 2 francs), morue salée (20, 20 M. Az. — 1 fr. 25), morue dessalée (19, 06 M. Az. — 1 fr. 25), congre (11, 39 M. Az. — 1 fr. 50), turbot (8, 79 M. Az. — 3 fr. 50), hareng frais (10, 04 M. Az. — 0 fr. 60), raie (12, 77 M. Az. — 1 fr. 40), loubine (10, 87 M. Az. — 5 fr.), goujon (10, 11 M. Az. — 4 fr. 50), merlan (11, 05 M. Az. — 1 fr. 50), colin (11, 26 M. Az. — 1 fr. 50), carpe (8, 45 M. Az. — 2 fr. 75), brochet (9, 95 M. Az. — 3 francs), sole (7, 28 M. Az. — 4 francs).

Les poissons les plus avantageux seront : hareng saur, hareng frais, maquereau, thon à l'huile, sardine à l'huile, morue salée, morue dessalée, anguille, congre, sardine salée, raie, merlan, colin, saumon, turbot, carpe, brochet, goujon, loubine, sole.

Crustacés et mollusques. — Crevettes (12, 27 M. Az. — 1 fr. 60), moules (8, 29 M. Az. — 0 fr. 20), homard (6, 35 M. Az. — 5 francs), escargots (6, 32 M. Az. — 1 fr.), clovisses (4, 67 M. Az. — 1 fr. 50), bigorneaux (4, 37 M. Az. — 0 fr. 50), écrevisses (3, 32 M. Az. — 8 francs), coques (2, 85 M. Az. — 0 fr. 80), huîtres (1, 81 M. Az. — 0 fr. 80).

Les plus avantageux des crustacés et mollusques seront : moules, bigorneaux, crevettes, escargots, coques, clovisses, huîtres, homard, écrevisses.

Farines, pains et légumes secs. — Semoule (9, 10 M. Az. — 0 fr. 80), farine de froment (10, 12 M. Az. — 1 franc), tapioca (0, 37 M. Az. — 1 fr. 60), pâtes d'Italie (10, 34 M. Az. — 1 fr. 20), macaroni (10, 46 M. Az. — 1 fr.), farine de maïs (7, 17 M. Az. — 1 franc), riz décortiqué (7, 19 M. Az. — 1 franc), vermicelle (9, 18 M. Az. — 1 fr.), pois cassés (18, 34 M. Az. — 0 fr. 50), farine d'orge (9, 70 M. Az. — 1 fr. 20), lentilles (20, 40 M. Az. — 0 fr. 50), nouilles (10, 77 M. Az. — 1 franc), haricots secs (17, 45 M. Az. — 0 fr. 60), Fécule de pomme de terre (0, 74 M. Az. — 0 fr. 80), petit pain (7, 85 M. Az.), pain blanc moyen (6, 94 M. Az. — 0 fr. 40).

Parmi les farines, les pains, les légumes secs, les plus avantageux seront : pois cassés, lentilles, pain blanc, haricots secs, semoule, fécule de pomme de terre, farine de froment, macaroni, farine de maïs, riz, vermicelle, nouilles, pâtes d'Italie, farine d'orge, tapioca.

Chocolat, confiseries, etc. — Chocolat (5, 71 M. Az. — 3 francs), madeleine (6, 35 M. Az. — 6 francs), cacao en poudre (17, 08 M. Az. — 7 francs), macaron (6, 22 M. Az. — 1 fr. 80), petits biscuits secs (8, 99 M. Az. — 1 fr. 60), sucre (0, 65), bonbons au sucre (0, 66 M. Az. — 2 francs), brioches (5, 98 M. Az. — 6 francs), biscuits à la cuiller (8, 25 M. Az. — 4 francs), pain d'épice (5, 08 M. Az. — 1 fr. 20), miel (1, 12 M. Az. — 1 fr. 50), marmelade de fruits divers (0, 55 M. Az. — 1 fr. 50), tarte aux fruits (2, 60 M. Az. — 2 fr. 50), gelée de fruits (0, 17 M. Az. — 1 fr. 80).

Parmi les sucreries, les pâtisseries, les confiseries, voici ce qui sera le plus avantageux : sucre, pain d'épice, petits biscuits secs, macarons, miel, bonbons, confitures, chocolat, gelées de fruits, tartes aux fruits, biscuits à la cuiller, madeleines, cacao en poudre, brioches.

Légumes et salades. — Oignon sec (6, 42 M. Az. - 0 fr. 42), haricots nouveaux (3, 90 M. Az. — 0 fr. 35), pommes de terre (1, 32 M. Az. — 0 fr. 20), choux de Bruxelles (3, 46 M. Az. — 0 fr. 70), carottes (0, 76 M. Az. — 0 fr. 30), petits pois (2, 28 M. Az. — 0 fr. 50), haricots verts (1, 86 M. Az. — 0 fr. 80), poireaux (1, 50 M. Az. — 0 fr. 40), choucroute (1, 18 M. Az. — 0 fr. 40), Céleri-rave (1, 14 M. Az. — 0 fr. 65), navet (0, 85 M. Az. — 0 fr. 50), épinards (2, 18 M. Az. — 0 fr. 42), oseille (1, 80 M. Az. — 0 fr. 37), choux frisés (1, 17 M. Az. — 0 fr. 35), choux-fleurs (1, 44 M. Az. — 0 fr. 50), tomates (0, 72 M. Az. — 0 fr. 60), artichauts (0, 64 M. Az. — 0 fr. 90), chicorée frisée (1, 18 M. Az. — 0 fr. 30), laitue (0, 90 M. Az. — 0 fr. 60), asperges (0, 93 M. Az. — 1 fr. 25).

Les légumes les plus avantageux seront : oignon, pommes de terre, haricots nouveaux, carottes, poireaux, choux de Bruxelles, petits pois, choucroute, oseille, choux frisés, épinards, navets, chicorée frisée, choux-fleurs, céleri-rave, haricots verts, tomates, laitue, artichauts, asperges.

Fruits. — Noix sèches (8, 44 M. Az. — 1 franc), amandes sèches (10, 13 M. Az. — 2 fr. 40), noisettes sèches (7, 39 M. Az. — 1 fr. 05), figues sèches (2, 89 M. Az. — 0 fr. 85), pruneaux (1, 51 M. Az. — 1 franc), raisins secs (1, 76 M. Az. — 2 fr. 50), olives vertes (0, 70 M. Az. — 1 fr. 02), marrons (2, 89 M. Az. — 0 fr. 30), raisins frais (0, 74 M. A. — 1 franc), prunes (0, 61 M. Az. — 0 fr. 80), cerises (0, 74 M. Az. — 0 fr. 70), framboises (0, 61 M. Az. — 1 fr. 25), poires (0, 37 M. Az. — 1 franc), pommes (0, 21 M. Az. — 1 franc), abricots (0, 68 M. Az. — 1 franc), groseilles (0, 54 M. Az. — 0 fr. 65), pêches (0, 54 M. Az. — 1 fr. 10), oranges (0, 39 M. Az. — 0 fr. 70), fraises (0, 71 M. Az. — 1 franc), mandarines (0, 05 M. Az. — 1 fr. 50).

Les fruits les plus avantageux seront : marrons, noix sèches, noisettes sèches, figues sèches, pruneaux, olives vertes, amandes sèches, raisins secs, cerises, prunes, groseilles, raisins frais, oranges, poires, pommes, abricots, framboises, pêches, fraises, mandarines.

II

UNE SOUPE POPULAIRE

Les auteurs de ce livre me disaient il y a quelque temps : « Trouvez-nous la formule d'une soupe, d'une soupe populaire, qui ne coûte pas plus d'un sou ou deux, et dont 3 ou 4 suffiraient par jour à l'alimentation d'un adulte.

Une soupe pour un sou... ou deux ! Allez-vous, Messieurs, permettre à vos protégés de vivre ou seulement de ne pas mourir ?

La question me poursuivait, m'obsédait et je me mis à la recherche de sa solution.

Que faut-il à un homme pour vivre ? de l'albumine, des hydrates de carbone, de la graisse et de l'eau.

Quelle somme de calories ces éléments divers doivent-ils représenter pour un homme de poids moyen (60 kilogr.) fournissant un travail moyen ? Environ 45 calories par kilogramme de son corps, soit : 2700 calories.

Nous voici renseignés sur ce qu'il faudrait. Voyons maintenant ce que nous pouvons avoir pour la somme dont nous disposons.

Les corps les plus riches en albumine (légumine) et en hydrates de carbone ce sont les légumineuses : pois, haricots, lentilles, fèves. L'un des corps les plus riches en graisse, c'est le lard — mais il coûte cher — il est vrai que nous pouvons nous servir de la couenne.

Dans un récipient mettons 500 grammes de pois cassés bien lavés, 250 grammes de couenne de lard coupée en dés, 20 grammes de sel et 3 litres d'eau, après trois heures d'ébullition, nous obtenons deux litres et demi d'une très bonne soupe, cinq assiettées de soupe — en comptant un demi-litre par assiettée, ce qui est la mesure généralement prévue dans le monde des travailleurs. Que coûtent ces cinq soupes ?

500 grammes de pois cassés coûtent :	0,245
250 — de couennes de lard coûtent : . . .	0,25
3 litres d'eau coûtent :	0,000
TOTAL.	0,495

$$\text{Une assiettée.} \quad \frac{0,495}{5} = 0,098.$$

Nous sommes dans les limites indiquées pécuniairement. Il s'agit de savoir à quoi correspond cette assiettée de soupe en calories.

Substances	Albumine	Hydr. de carbone	Graisse
500 gr. de pois. . .	112 gr. 5	282 gr. 5	7 gr. 5
250 — couenne.	72 gr. 5	»	180 gr. 37
TOTAUX . .	135^{gr} ou 648^{ca}	282^{gr},5 ou 1187^{ca},5	186^{gr},87 ou 1929^{ca},326

Les cinq assiettées = 648 + 1 187,5 + 1 929,326 = 3 765 calories.

$$\text{Une assiettée} \quad \frac{3\,765}{5} = 753 \text{ calories.}$$

Supposons un client qui matin et soir vienne chercher la soupe, il n'aura absorbé au bout de la journée que 1506^{ca} : il lui manquera donc, pour que son budget puisse s'équilibrer, 2700 ^{ca} (quantité nécessaire) — 1506; soit 1194 ^{ca}, c'est-à-dire ce que représente à peu près une livre de pain (1).

Il faudra donc aux deux soupes de 0,098 chacune, ajouter 0,15 centimes de pain pour achever la ration de votre protégé (2).

(1) Prix du pain dans les coopératives.
(2) Une livre de pain moyen = 1295 ca.

Est-ce à dire que l'alimentation d'un homme moyen fournissant un travail moyen coûte réellement 0,346 cent. par jour? (1) Nous sommes loin de le prétendre; cette alimentation doit être considérée comme une *alimentation d'exception*, et c'est bien ainsi que vous l'entendez, chers Docteurs, car il est inadmissible que vos protégés ne finissent par trouver du travail : il manque d'ailleurs aux repas *la variété*, cette qualité indispensable à qui veut se nourrir avec plaisir. Il est vrai que l'on peut remplacer les pois par des lentilles, des haricots ou des fèves. Nous avons aussi considéré un appareil digestif idéal, capable de digérer, d'assimiler tout ce qu'il reçoit, alors qu'en réalité, même s'il est bon, il faut compter sur 5 à 17 0/0 de déchets; donc, en même temps que les formules que nous indiquons sont des formules d'exception, les quantités que nous donnons sont des quantités minima. Telles qu'elles sont cependant, que de bien elles pourraient faire, que d'existences elles pourraient sauver de la contagion, de la maladie, de la mort!

. . . .

Pourquoi je n'ai pas ajouté le pain à la soupe? pour plusieurs raisons : c'est que souvent il l'aigrit, c'est que quelques personnes n'aiment pas les potages épais, et enfin parce que le morceau de pain s'emporte !

AUGUSTA MOLL WEISS.
Directrice de l'Ecole des Mères.

(1) Deux soupes = 0,196 + 0,15 de pain = 0, 346.

III

COMMENT NOURRIR UNE FAMILLE
DE TROIS PERSONNES EN HIVER

Nous avons demandé aussi à M. Alquier de nous établir le régime alimentaire idéal d'une famille de trois personnes en hiver. Nous croyons que ce document, établi d'après les données scientifiques les plus rigoureuses, pourra, comme d'autres déjà donnés, rendre service aux classes ouvrières. Les savants se contentent trop souvent de recherches purement spéculatives, sans essayer d'en tirer de résultats pratiques, pour qu'on n'applaudisse pas au travail que vient d'élaborer, sur notre initiative, un homme de laboratoire comme M. Alquier! Et M. Alquier a plutôt très bien fait les choses, majoré plutôt le prix des nourritures pour cette famille de 3 personnes. Ailleurs qu'à Paris, le prix en serait moindre; et même à Paris, certaines combinaisons le pourraient abaisser encore.

Je suppose donc cette famille se composant de trois personnes : le père mécanicien (70 kilogs), la mère ménagère (60 kilogs) et un enfant de 10 ans (30 kilogs). Cette famille consommera chaque jour environ, au petit déjeuner 700 gr. de lait, 48 gr. de sucre, 150 gr. de pain (et un œuf pour l'enfant); au repas de midi 450 gr. de pain, 750 gr. de vin, 25 gr. de café, 5 gr. de chicorée, 48 gr. de sucre; à 4 heures, 80 gr. de pain d'épice (mère et enfant) et 300 gr. de lait (id.); le soir, à 7 heures, 400 gr. de pain et 750 gr. de vin.

Voici la partie variable de ces repas par journée.

1er jour *Midi*. — Saucisses chipolota (200 gr.) sautées au saindoux (5 gr.); macaroni (150 gr.) gruyère rapé (60 gr.) beurre (20 gr.); petits biscuits secs (60 gr.).

Le soir. — Soupe aux pois cassés et beurre (20 gr.); ragoût pour 2 repas (collet de mouton, 500 gr.), pois cassés (250 gr.), pommes de terre (200 gr.), oignons (50 gr.), beurre (20 gr.); port-salut (60 gr.).

2e *Midi*. — Moitié du plat de la veille; gelée de groseilles (70 gr.).

Le soir. — Soupe aux haricots et beurre (20 gr.), pour 2 repas : haricots secs (250 gr.), oignons (50 gr.), beurre (20 gr.); fraise de veau (400 gr.) à la vinaigrette, huile (50 gr.), vinaigre (30 gr.); petits biscuits secs (60 gr.).

3e *Midi*. — Moitié du plat de la veille; petits biscuits secs (60 gr.).

Le soir. — Ragoût pour 2 repas, oie (500 gr.), pommes de terre (600 gr.), oignons (100 gr.), saindoux (10 gr.); fromage demi-sel (80 gr.).

4e *Midi*. — Pâté de foie (60 gr.), moitié du ragoût de la veille, figues sèches (125 gr.).

Le soir. — Bouillon avec pain, pot-au-feu bœuf, plates côtes (500 gr.), carottes (100 gr.), navets (100 gr.), poireaux (100 gr.), panais (50 gr.), oignons (50 gr.); gelée de groseilles (100 gr.).

5e *Midi*. — Bœuf cuit la veille (250 gr.); riz (120 gr.) au lard salé (60 gr.); figues sèches (125 gr.)

Le soir. — Bouillon de la veille et pâtes d'Italie (50 gr.); rôti pour 2 repas : côtes couvertes de porc (375 gr.), saindoux (10 gr.); pour 2 repas : pommes de terre (600 gr.) en purée avec la graisse de rôti; port-salut (65 gr.).

6e *Midi*. — Moitié du rôti et de la purée de la veille; port-salut (60 gr.).

Le soir. — Soupe aux lentilles avec beurre (20 gr.); ragoût pour 2 repas : poitrine, hautes côtes de mouton

(500 gr.), lentilles (250 gr.), oignons (50 gr.), beurre (20 gr.); petits biscuits secs (60 gr.).

7e *Midi.* — Moitié du plat de la veille; petits biscuits secs (60 gr.).

Le soir. — Soupe à l'oignon (100 gr.) et au beurre (20 gr.); ragoût pour 2 repas : bœuf flanchet (500 gr.), pommes de terre (600 gr.); vin (200 gr.), noix sèches (125 gr.).

8e *Midi.* — Moitié du ragoût de la veille, noix sèches (125 gr.).

Le soir. — Boudin (200 gr.); macaroni (100 gr.), gruyère rapé (60 gr.), beurre (20 gr.); pruneaux (125 gr.) au sucre (16 gr.).

9e *Midi.* — Harengs frais (400 gr.); pommes de terre (250 gr.) frites au saindoux (50 gr.); pruneaux (125 gr.) au sucre (16 gr.).

Le soir. — Soupe aux choux pour 2 repas : vermicelle (50 gr.); poitrine de porc (375 gr.), carottes (200 gr.), oignons (50 gr.), pommes de terre (400 gr.), choux frisés (1000 gr.), beurre (20 gr.); macarons (80 gr.).

10e *Midi.* — Moitié du porc et des légumes de la veille, macarons (80 gr.).

Le soir. — Soupe aux poireaux (100 gr.) et pommes de terre (100 gr.); pâté de foie (60 gr.); pieds de porc (300 gr.); riz au lait (riz 125 gr., lait 500 gr., sucre 32 gr.); fromage demi-sel (80 gr.).

11e *Midi.* — Moules (1 litre, 750 gr.); pommes de terre (300 gr.) au lard (60 gr.); macarons (80 gr.).

Le soir. — Soupe à l'eau des moules du repas de midi avec 1 œuf (60 gr.), beurre (20 gr.), semoule (50 gr.); tête de veau (1000 gr.) à la vinaigrette (huile 50 gr., vinaigre 30 gr.); nouilles (100 gr.), beurre (20 gr.); gelée de groseilles (70 gr.).

12e *Midi.* — Moitié de la tête de veau de la veille; pommes de terre (300 gr.) en purée avec beurre (20 gr.); macarons (80 gr.).

Le soir. — Pot-au-feu, bouillon avec pain, poitrine de

bœuf (500 gr.), carottes, navets, poireaux, panais (350 gr.), oignons (50 gr.); gelée de groseilles (70 gr.).

13e *Midi.* — Bœuf cuit la veille (250 gr.) avec miroton d'oignons (250 gr.); macarons (80 gr.).

Le soir. — Côtelettes de mouton carré-couvert (200 gr.), beurre (20 gr.), marrons (200 gr.); gelée de groseilles (80 gr.).

14e *Midi.* — Rillettes (60 gr.); salade : hareng saur (150 gr.), pommes de terre (200 gr., huile 50 gr., vinaigre 30 gr.); macarons (100 gr.); gelée de groseilles (30 gr.).

Le soir. — Andouillettes (200 gr.); flan (lait 500 gr., 2 œufs, 120 gr. farine, 50 gr., sucre 32 gr.); gelée de groseilles (80 gr.).

Voici, maintenant, quelle est la valeur vénale de ce régime. D'abord pour la **PARTIE VARIABLE DE L'ALIMENTATION** (total pour les 3 bouches pour l'ensemble des 14 jours).

(Les prix indiqués sont ceux de la bonne qualité moyenne, à Paris (XVIIIᵉ).

PARTIES	POIDS	PRIX du kilog	PRIX	TOTAUX
Boucherie :	k. gr.	fr. c.	fr. c.	fr. c.
Collet de mouton	0,500	1,25	0,65	
Bœuf (plat de côtes).	750	1,33	1,00	
Poitrine, hautes côtes de mouton	500	1,40	0,70	
Bœuf (flanchet)	500	1,20	0,60	4,45
» (poitrine)	750	1,15	0,90	
Mouton, carré (côtelettes, . . .	200	2,80	0,60	
Porc et charcuterie :				
Saucisses chipolata	0,200	2,40	0,50	
Porc (côtes couvertes).	375	2,40	0,90	
Boudin	200	1,20	0.25	
Porc (poitrine)	375	2,40	0,90	
Pieds de porc	300	1,20	0,35	4,30
Andouillettes	200	2,40	0,50	
Pâté de foie	120	2,40	0,30	
Lard salé	120	2,40	0,30	
Rillettes	60	4,50	0,30	
Oie	0,500	1,90	. . . .	0,95
Triperie :				
Fraise de veau	0,400	1,60	0,65	1,65
Tête de veau	1,000	1,00	1,00	
Poissons et mollusques				
Harengs frais.	0,400	0,60	0,25	
Harengs saurs.	150	0,80	0,15	0,55
Moules	750	0,20	0,15	
Légumes secs et pâtes :				
Macaroni	0,250	1,00	0,25	
Pois cassés	250	0,50	0,125	0,525
Haricots secs	250	0,60	0,15	
A reporter.	. . . .	. . . .	. . . .	12,425

PARTIES	POIDS	PRIX du kilog	PRIX	TOTAUX
Report				12,425
Légumes secs et pâtes (*suite*).	k. gr.	fr. c.	fr. c.	fr. c.
Riz	0,250	1.00	0,25	
Lentilles.	250	0,50	0,125	
Farine.	50	1,00	0,05	
Semoule.	50	0,80	0,04	0,675
Pâtes d'Italie	50	1,20	0,06	
Nouilles.	100	1,00	0,10	
Vermicelle	50	1.00	0,05	
Légumes :				
Pommes de terre	3,850	0,20	0,71	
Oignons.	750	0,42	0,315	
Carottes.	200	0,30	0,06	
Chou frisé.	1,000	0,35	0,35	1,85
Poireaux	100	0,40	0,04	
Marrons.	200	0,30	0,06	
2 paquets pour pot-au-feu . . .	. . . .	0,15	0,30	
Beurre	0,280	3,30	. . . .	0,95
Saindoux	75	1,50	. . . .	0,10
Huile	150	1,80	. . . .	0,30
Vinaigre.	90	0,70	. . . .	0,06
Fromages :				
Gruyère.	0,120			
Port-salut	185	3.20	. . . .	1,50
Demi-sel.	100			
Desserts :				
Petits biscuits secs	0,300	1,60	0,50	
Gelée de groseilles	500	1,80	0,45	
Figues sèches.	250	0,85	0,20	2,55
Noix sèches.	250	1.00	0,25	
Pruneaux.	250	1,00	0,25	
Macarons	500	1,80	0,90	
Vin, 1/5 de litre à 0 fr. 30.				0,06
Sucre, 0 kil. 096 à 0 fr. 65.				0,06
Lait. 1 litre à 0 fr. 25				0,25
Œufs, 3 à 1 fr. 40 la douzaine.				0,35
TOTAL pour les 3 bouches de la partie variable de l'alimentation.				21,13

PARTIES	POIDS	PRIX du kilog	PRIX	TOTAUX
				fr. c.
Partie variable de l'alimentation, *Report*.				21,13

PARTIE INVARIABLE DE L'ALIMENTATION
(Total pour les 3 bouches par jour.)

PARTIES	POIDS	PRIX du kilog	PRIX
Lait.	1 litre.		0,25
Pain	1 kilog		0,40
Vin.	1 lit. 1/2	0,30	0,45
Sucre.	0 kil. 096	0,65	0,0624
Un œuf.	la douz.	1,40	0,1167
Café.	0 kil. 025	3,40	0,0850
Chicorée	0,005	0,70	0,0035
Pain d'épice.	0,080	1,30	0,2080

TOTAL par jour. 1,5756

Soit pour 14 jours 22,06

Gaz : 1 mètre cube à 0 fr. 20 par jour pour 14 jours. . . 2,80
Assaisonnement :   0 fr. 05   —   —   . . . 0,70
Amortissement, casse et entretien du matériel de cuisine
     et de table. 0,50

TOTAL pour les 3 bouches en 14 jours. 47,19

—   par jour 3,37

Soit : pour le père . . . . 1 fr. 47
     —   la mère . . . . 1 fr. 16
     —   l'enfant . . . . 0 fr. 74

TOTAL . . . . . . 3 fr. 37

Et cette nourriture, on le voit, est très suffisante
moyennant un prix plutôt minime, mais que, d'après
nous, hors de Paris, et dans Paris même, on pourrait encore abaisser. Ce travail, lui aussi, montre comme on
doit choisir entre les aliments les plus avantageux, c'est-
à-dire livrant la matière nutritive et l'énergie au meilleur
compte. Nous répétons que rien ne serait plus utile que

des livres très bien faits, livres ou tracts, composés selon les données de la science, et comme ici, établissant un grand nombre de menus à bon marché, menus que les journaux populaires pourraient également faire connaître. Et rappelons que la concentration industrielle et l'association, représentées par les restaurants populaires, produiraient dans le prix des nourritures une diminution considérable, que la meilleure ménagère, que même la femme de l'ouvrier ou de l'employé français, généralement si patiente, si économe, si vaillante, aura toujours grand'peine à obtenir en son ménage.

IV

LE FRUITARISME

Depuis quelques années on prône beaucoup le régime des fruits : le *fruitarisme*. C'est là une variété du végétarisme et aussi une heureuse réaction contre l'abus de la viande. Certes il ne faut aucun abus et l'on ne saurait retourner à un état de nature trop primitif, ne se nourrir comme nos premiers pères, que de fruits. On doit cependant en faire un usage beaucoup plus important qu'on n'a coutume de le faire. Prendre le matin au petit déjeuner une assiettée de fruits est un remède excellent contre la constipation, en même temps qu'une excellente nourriture, et peu chère.

On lira à ce propos une intéressante chronique de M. Henri de Parville dont nous donnons ici un fragment :

« En hiver, notre ration quotidienne doit être telle qu'elle engendre par sa destruction dans l'organisme de 2,500 à 2,800 calories. En été, nous pouvons largement nous contenter en moyenne de 2,000 calories. Nos légumes, dans le végétarisme, peuvent nous les fournir. Mais les fruits? Le fruitarisme nourrirait-il son homme? La question est si neuve qu'on pouvait se le demander.

« Un jeune médecin, M. Collière, dans sa thèse, s'est précisément demandé si un homme qui ne se nourrirait que de fruits, pourrait subsister. D'après lui, c'est possible, et le résultat est à signaler, parce qu'en général on considérait les fruits comme seulement comparables à de l'eau sucrée aromatisée. Pour vivre, il nous faut 2,000 calories par jour, et on les obtient d'habitude, en absorbant 110 grammes d'albumine, 60 grammes de graisse et 422 grammes d'hydrates de carbone. Avec les fruits aqueux et sucrés, est-il possible de réaliser ce menu fondamental ?

« M. Collière (1) trouve que dans 1 kilogramme de fruits à pépins : oranges, pommes, poires, etc., il y a de 2 gr. 5 à 9 gr. 4 d'albumine selon l'espèce ; 2 grammes à 6 grammes de graisses, de 113 à 252 grammes d'hydrates de carbone. Dans les fruits à noyaux : abricots, pêches, prunes, cerises, etc., la proportion de ces substances, par kilogramme, varie entre 7 et 9 grammes pour l'albumine, entre 1 et 6 grammes pour les graisses, entre 197 et 171 grammes pour les hydrates de carbone. Les fruits à baies : groseilles, figues, raisins, bananes, etc., renferment, toujours par kilogramme de fruits frais : 6 à 12 grammes d'albumine, 3 grammes à 12 grammes de graisses, 131 à 218 grammes d'hydrates de carbone. A l'état sec, par suite de la concentration, on trouve par kilogramme : de 12 à 28 grammes d'albumine, 3 grammes à 17 grammes de graisses et 612 à 708 grammes d'hydrates. Au total, on peut dire qu'un kilogramme de fruits frais ne fournit que 450 à 1000 calories en chiffres ronds ; mais à l'état de sec, de 2,600 à 3,000 calories.

« C'est encore mieux avec les fruits farineux et oléagineux. Les châtaignes, les marrons contiennent, grillés : 32 grammes d'albumine, 14 grammes de graisses et près de 500 grammes d'hydrates ; ce qui donne 2, 314 calories. Les olives, amandes, noix, contiennent par kilogramme, à l'état sec : de 8 à 225 grammes d'albumine, de 184 à 560 grammes de graisses, de 88 à 182 grammes d'hydrates de carbone ; ce qui fournit 2,136 à 6,366 calories. Conclusion naturelle, on peut très bien vivre en ne mangeant

____

(1) Collière. *Thèse sur le végétarisme et la physiologie alimentaire* Paris.

que des fruits. M. Collière reconnaît même au fruitarisme
une supériorité sur le régime végétarien, parce que les
fruits sont particulièrement riches en sels organiques
malates, tartrates, citrates, lesquels, d'après Pawlow, pro-
voquent une sécrétion abondante du suc pancréatique.

« Le fruitarisme serait à recommander, comme la cure
au raisin dans les affections rénales, gastro-intestinales,
hépatiques, etc. : augmentation de la diurèse, diminution
de la production d'acide urique, modération des fermentations intestinales, etc.

« Nous croyons, en effet, à l'influence thérapeutique du
régime fruitarien, sans doute encore plus active que le
régime végétarien. Seulement il faut, bien entendu, qu'il
soit supporté par le malade — ce qui n'arrive pas toujours. Il a l'inconvénient d'introduire quelquefois dans
l'intestin des microbes dangereux et des parasites, selon
les remarques de Metchnikoff. Alors, il convient de manger
des fruits cuits, ce qui doit modifier et restreindre un peu
leur action dans l'organisme.

« En tout cas, les fruits cuits, les marmelades, les confitures sont beaucoup plus qu'on ne le pense des aliments
de valeur (consulter les tableaux d'équivalence nutritive
de MM. Landouzy, Marcel et Henri Labbé, que nous
avons fait connaître jadis). M. Viaud-Bruant, de son côté,
rappelle que dans 1 kilo de confitures de groseille, on
trouve 2,698 calories : 1 kilo de confitures de cerises,
2,704 calories, etc. (1).

« Tous les fruits ne sont pas également tolérés par certains estomacs ; il y a des prédispositions individuelles.
C'est à chacun de bien choisir. Il faut, du reste, une certaine accoutumance dans le régime, comme on le remarque dans la cure au raisin, et limiter en conséquence
les doses journalières. Cela admis, on sera tout étonné
des résultats obtenus : outre les effets déjà signalés, on

____

(1) *Mangeons des fruits*, opuscule de 80 p., par Viaud-Bruant, l'auteur
de *Plantons des arbres*, plaidoyer intéressant en faveur du fruitarisme. —
Poitiers.

remarquera une suractivité générale des fonctions digestives et une excitation de l'appétit.

« Dans un livre excellent (1) et dont nous ne saurions trop recommander la lecture, M. le docteur Alfred Martinet est notamment entré dans les détails sur les propriétés individuelles des fruits. Ainsi, par exemple, les fraises possèdent une action différente selon les cas ; elles peuvent être dangereuses pour certains estomacs et chez les sujets prédisposés à l'urticaire et à l'eczéma ; elles sont utiles chez les pléthoriques, les bilieux, les graveleux, les goutteux. Les fraises alcalineront les urines. Au dire de Gubler, une cure de fraises équivaudrait à une cure de raisins dans la diathèse urique et dans les affections hépatiques. On utilisa la cure de fraises à la dose quotidienne de 300 à 350 grammes, mais il faut surveiller les intestins et la peau. Les fraises renferment un dérivé salycilique auquel elles doivent probablement leurs propriétés curatives, mais qui provoque souvent des éruptions cutanées.

« Les cerises sont généralement bien digérées. D'après Weis, une urine après ingestion de 750 grammes de cerises ne renfermerait presque plus d'acide urique, mais contiendrait le double d'acide hippurique : l'agent principal de cette transformation serait l'acide quinique. Fruit diurétique servant à préparer des tisanes utiles dans certaines affections.

« Les groseilles sont des fruits acidulés renfermant beaucoup d'acide citrique ; elles jouissent des propriétés des acidulés : légère action styptique locale avec pâleur et réfrigération ; diminution momentanée des phénomènes chimiques de l'hématose. Mais transformation en carbonates alcalins des acides de la groseille et sédation de la fièvre, finalement alcalinité de l'urine.

(1) *Les aliments usuels*. Composition. préparation, indications dans les régimes, par Alfred Martinet. Masson et Cⁱᵉ. Ce livre, conçu dans un esprit pratique, est un de ceux qu'il faudrait toujours avoir sous la main ; il fixe le régime dans toutes les maladies et il sera toujours précieux à consulter.

« Les pêches, les abricots ne sont pas bien digérés par tout le monde : fruit légèrement acide et sucré. Les prunes sont rafraîchissantes, trop rafraîchissantes souvent.

« Les citrons renferment beaucoup d'acide citrique, de l'acide malique et de la gomme. Le jus fournit une boisson saine et rafraîchissante. Dans le rhumatisme, il est recommandé. On fait des cures au citron, mais on abuse des doses : 20, 25 citrons par jour. M. le docteur Martinet conseille avec raison, pour ne fatiguer ni l'estomac, ni l'intestin, de s'en tenir à la dose quotidienne de 6 à 8 par jour.

« Les raisins sont des fruits riches en substances albumineuses, gommates, tanins, acides minéraux et organiques (malates, citrates, tartrates, glucose, saccharose, dulcine et mannite). Leur teneur en sucre (25 0/0) en fait de véritables aliments. Contre-indication pour les diabétiques. La cure aux raisins depuis 1/2 kilogramme, jusqu'à progressivement 2 kilogrammes, exerce généralement une action très bienfaisante. Cependant, on aurait tort de pousser les doses jusqu'à 5 kilogrammes ; elles deviennent dangereuses pour l'intestin et pour le foie. A l'état frais, 5 kilogrammes de raisin représentent la dose énorme de 1, 250 grammes de sucre — un vrai surmenage pour le foie.

« N'abusons pas. On trouvera dans le livre de M. Alfred Martinet tout ce que nous pouvons dire ici.

« Ce qui est certain, c'est que le fruitarisme peut nourrir celui qui s'y adonne et qu'il ne faut pas s'étonner de voir certains paysans faire de bons repas avec du pain et avec les fruits de leur verger. Pour l'habitant de la ville, l'usage des fruits, en certaine abondance, constitue une thérapeutique précieuse dans un grand nombre d'affections. »

V

LE FER DANS LES ALIMENTS

Une bonne façon de donner du fer à l'organisme affaibli (1) consiste à le présenter dans les aliments. Il s'assimilera mieux que le fer inorganique des pharmaciens.

Voici quelques renseignements à ce sujet relativement à la teneur en fer des divers aliments.

	Pour 100 gr.	
	mgr.	mgr.
Épinards	35	à 45
Chicorée verte	20	à 25
Choux vert	21	à 37
Asperges	20,5	
Jaune d'œuf	18,30	
Lentilles	9.3	
Carottes	8,9	
Haricots blancs	8,5	
Petits pois	6,8	
Pommes de terre	6,2	
Raisin noir	5.8	
Orge	4,7	
Riz	4,5	
Groseilles	3.6	
Lait de chèvre	2,5	
Lait de vache	2.3	
Poires	2,2	
Pommes douces	1,7	
Pommes acides	2,1	
Pain noir	2,3	à 2,5
Pain blanc	1,4	à 1,7

On peut conclure de ce tableau que les épinards et la chicorée verte, les choux verts, les asperges constituent des aliments de choix pour les anémiques.

(1) Notre corps ne renferme que trois grammes de fer.

VI

L'ACIDE PHOSPHORIQUE DANS LES ALIMENTS

	Pour 100 parties.
Fèves de cacao	1,34
Lentilles	1,10
Pois	0,92
Noix	0,88
Orge	0,88
Fèves	0,87
Seigle	0,86
Avoine	0,77
Maïs	0,68
Riz	0,54
Porc	0,50
Poisson (moyenne)	0,49
Veau	0,45
Fromage maigre	0,45
Mouton	0,44
Volaille (moyenne)	0,40
Millet	0,36
Bœuf gras	0,35
Choux-raves	0,25
Epinards	0,21
Poireaux	0,20
Choux-fleurs	0,16
Pommes de terre	0,16

VII

L'IODE DANS LES ALIMENTS

Milligrammes
par kilogramme
de
matières fraîches.

—

Crevettes grises	5,91
Crabes	1,82
Homard	1,78
Hareng fumé	1,57
Saumon frais	1,40
Gardon	1,38
Huîtres	1,37
Brême	1,25
Morue fraîche	1,23
Anchois	0,95
Thon frais	0,88
Anguille	0,80
Haricots verts	0,32
Ananas	0,31
Merlan	0,31
Asperges	0,24
Ail	0,21
Chou blanc	0,21
Champignon	0,172
Fraises	0,17
Riz	0,17
Carottes	0,134
Oseille	0,12
Poireaux	0,12
Pois verts	0,08
Truite	0,08
Tomates	0,023
Raisin	0,020 à 0,00
Poires	0,017

Anguille 0,017
Haricots blancs secs 0,014
Laitue 0,012
Pommes de terre. 0,010
Farine d'avoine. 0,009
Farine de froment 0,007
Pain de ménage. 0,000

TABLE DES MATIÈRES

www.ingramcontent.com/pod-product-compliance
Lightning Source LLC
LaVergne TN
LVHW021633060726
842527LV00003B/638